유리섬유 폐기물에서 조류인플루엔자까지

유리섬유 폐기물에서
조류인플루엔자까지

고잔동 주민들 파헤친 유리섬유 인체술 피수의 집단 발인 추적

임현술 지음

글을읽다

일러두기

1. 이 책에서는 현재형과 과거형의 문체를 함께 사용했습니다. 과거의 사실을 요약할 때는 현재형으로, 그 외에는 과거형으로 서술했습니다.
2. 원래 이 글은 저자가 미국에 체류하면서 제자들에게 보낸 이메일입니다. 그래서 어떤 표현은 격의 없고 사적인 느낌을 주는데, 가급적 그런 표현을 그대로 살렸습니다.

의사는 환자의 병력을 정확하게 기록하여 진단을 내리고, 병이 생긴 이유를 추정하며, 보상을 받을 수 있도록 주선해야 한다. 또한 환자는 자신의 병력을 기술하여, 의사에게 정확한 진단을 듣고, 자신이 그 병에 걸린 이유를 추정하여 -우리가 원인을 모르는 경우가 많아도 병은 원인 없이 생기지 않는다- 보상을 받도록 노력해야 한다.

서론

　1999년 12월부터 2000년 12월까지 미국 보훈부 환경역학과를 방문하여 우리나라의 베트남 참전 퇴역 군인의 건강 장애에 대한 논문을 작성하면서 47세의 나이에 무엇을 배울 수 있을지 걱정이 되었다. 그래서 나의 전공이 무엇인지를 반문하였고 이어 역학조사라고 생각하여 미국인들이 역학조사를 어떻게 수행하는지 알고자 하였다. 이곳 환경역학과는 건강 문제와 관련한 환경역학 연구를 많이 수행한 곳이었다. 그러나 직접 참여할 수는 없었고, 책을 통하여 접하거나 과거의 현장을 찾아 느낄 수밖에 없었다. 처음 방문한 미국에서 언어도 잘 통하지 않는데 발로 뛰며 현장을 방문하고, 책과 논문, 기사, 인터넷 자료를 역학조사 하듯이 뒤졌다. 그렇게 하여 미국에서 지난 20여 년간 일어났던 역학 문제에 대하여 발단에서부터 해결에까지 어느 정도 감을 잡을 수 있었다. 또한 국민과 의회, 정부기관, 법정이 새로운 유해 요인으로 말미암아 건강 문제가 제기될 때 어떻게 업무를 수행하는지 대충 파악할 수 있었다.
　나는 이들이 조사한 내용을 검토하면서 미국에서 혼자 역학조사를 한다는 가정 하에 상상 속에서 조사하고 배웠으며, 우리나라의 역학조사와 차이점 및 유사점을 찾아내기 위해 노력하였다. 공업 폐기물에 의하여 기형이 발생하였다고 주장하는 러브커낼 지역도 방문하였다. 수질 오염으로 백혈병 발생의 논란이 있었던 워번 지역을 『시빌 액션』 책에 그려진 지도를 보고 찾아갔다. 원자력 발전소도 방문하였다. 라임 지역은 가지 못하고 이정표만 보았다. 소설에서 본 집을 보고 그 모습을 떠올리자 상상이 잘 되었다. 고압선을 따라 산책도 자주 하였는데 한 번은 뱀을 만나기도 했다.

나는 어느 곳에도 초대받지 않은 손님이었다. 그러나 열심히 다녔다. 특정 지역을 방문하면 그 지역에 있는 대학과 의과대학, 병원 등을 열심히 찾아 다녔다. 비록 겉만 구경할 수밖에 없었지만, 그래도 그 경험을 동국대 의대 학생들에게 알리고 싶었고 내가 지도하고 있는 '히포메서HIPPOMESER'란 농촌활동 동아리의 홈페이지에 일상적인 어투로 작성해 소개하였다. 하지만 이를 책으로 발간하자는 학생들의 제의에 당황하기도 하였다. 내가 잘못 파악한 것도 있을 것 같은 두려움 때문이었다. 그래도 이러한 내용을 소개하는 것이 더 나은 지식으로 가는 길이 될 것이라 생각하여 출판하기로 하였다. 비판을 충분히 하지 못한 점이 있지만, 지식도 우선 받아들여야만 비판할 수 있다고 생각하고, 또 비판은 독자들의 몫이라고 자위해 본다.

이 글을 출판하기까지 격려를 하여 준 김용환 선생님과 동국대 의대 예방의학교실에 근무하면서 원고 편집에 도움을 준 이관, 민영선, 장미화 선생에게 감사드린다.

2005년 임현술

| 차례 |

• 서론 · 6

1장. 환경병 · 11

환경 의식의 변화 | 불소와 충치 예방 | 폴리브롬화 비닐 | 세베소 폭발 사고 | 러브커낼 사건 | 저농도 납 노출 | 시빌 액션 | 알라 | 최루가스 | 클로르덴 중독 | 다중화학민감증 | 기형아 발생 원인 | 전자기파 | 매향리 | 유리섬유 폐기물과 지방종

2장. 직업병 · 39

업무상 질병 보상 제도 | 업무 관련성 평가 | 업무 관련성 사기 | 장애 심사 | 음낭암 | 석면 | 라듐 도장공 | 염료 공업과 방광암 | 비닐클로라이드 | 다이브로모클로로프로판 | 방사선 취급 의사와 백혈병 | 트럭 운전사 | 소방관 및 경찰 | 코크스 오븐 방출물 | 실리카 | 유해물질에 의한 만성신부전 | 직업병 발견

3장. 농어민병 · 71

농민병 | 담뱃잎농부병 | 렙토스피라증 | 소 렙토스피라증 | 탄저병과 클로스트리듐 퍼프리젠스 | 갑상선기능항진증 | 브루셀라증 | 어민병

4장. 병원 직업병 · 91

병원 직업병 | 환자 사고 기록 | 에틸렌 옥사이드 | 리스테리아증 | 수술 후 창상 감염 | 이산화탄소와 아산화질소 | 에탄올과 메탄올 | 의료 과실

5장. 군인병 · 105

군인병과 보상 제도 | 핵 실험과 건강 장애 | 베트남전과 고엽제 | 베트남전과 기형아 | 우리나라와 고엽제 | 위암과 고엽제 | 고엽제와 미국 암 순위 | 독가스 시험 | 걸프전증후군 | 한랭감작증 | 군대 감염병 | 군인 연구의 중요성

6장. 감염병 · 147

역학 조사관 | 조류인플루엔자 | 박쥐와 광견병 | 광우병 | 라임병 | 예르시니아증 | 레지오넬라증 | 에이즈 | 헬리코박터 파이로리 | 웨스트나일 바이러스 | 머릿니 | 세균전 | **기타 감염병** 카펫 _ 에볼라 바이러스 _ 황달의 유행 _ 장염의 유행 _ 신경계 질환 유행 _ 교회 만찬에 의한 위장관염 _ 감기 _ 콜레라 _ 탄저병 _ 흑사병 _ 폰티악열 _ 라사열 _ 뮤레토캐넌 바이러스

7장. 의료 제품과 건강 · 181

의료 제품의 부작용 | 탈리도마이드 | 디에틸스틸베스트롤 | 돼지인플루엔자 접종과 길리안바레증후군 | 생리대와 독소충격증후군 | 아스피린과 레이증후군 | 식욕 감퇴약과 심장판막 질환 | 트립토판과 호산구증가근육통증후군 | 질크림과 여성형유방증 | 예방접종 보상 | 길항제 | 예방접종약 변질 가능성 | 항생제 내성

8장. 사기 과학 · 201

단순 부상후 암 발생 | 덩굴월귤 공포 | 레세르핀과 유방암 | 벤덱틴과 선천성 기형 | 커피와 췌장암 | 급발진 | 실리콘 유방 이식술과 결체조직 질환

9장. 기타 · 211

완전한 독 | 식품에 의한 중독 | 의료 정보 누설죄 | 형광등 커버에 의한 건강 장애 | 독성오일증후군 | 억울한 죽음 | 인체 실험 | 사카린과 방광암 | 한방과 침술 | 인삼 | 아플라톡신

10장. 건강 장애 인지 · 227

건강 인지 과정 국민 _ 언론 | 진실 추구의 걸림돌 과학성 _ 완벽성 _ 객관성 _ 복잡성

•우리의 역할 · 235

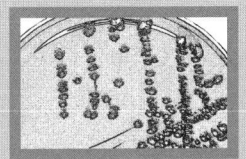

1 환경병

환경 의식의 변화 | 불소와 충치 예방 | 폴리브롬화 비닐 | 세베소 폭발 사고 | 러브커낼 사건 | 저농도 납 노출 | 시빌 액션 | 알라 | 최루가스 | 클로르덴 중독 | 다중화학민감증 | 기형아 발생 원인 | 전자기파 | 매향리 | 유리섬유 폐기물과 지방종

환경 의식의 변화

유럽에서 미국으로 이주해 온 초기 사람들에게 미국의 자연 환경은 관심의 대상이 아니었다. 1864년 조지 퍼킨스 마쉬는 『사람과 자연 Man and Nature』이라는 책에서 인간은 지구를 돌보아야 하는 윤리적 책임이 있다고 주장한다. 또한 1866년 에른스트 헥켈은 '생태학 ecology'이라는 용어를 처음으로 사용한다.

1832년 조지 카틀린은 야생을 보호할 목적으로 국립공원 조성을 제안한다. 뉴욕 센트럴 파크를 고안한 프레드릭 라우 올름스테드는 요세미티 계곡을 보호하자고 주장하였고 1864년 의회는 요세미티 계곡을 '캘리포니아 관리 주 State of California Trustee'라고 이름 짓는다. 1872년 2백만 에이커의 땅을 보존하여 옐로우스톤 국립공원을 만든다. 이것이 세계 최초의 국립공원이라고 한다.

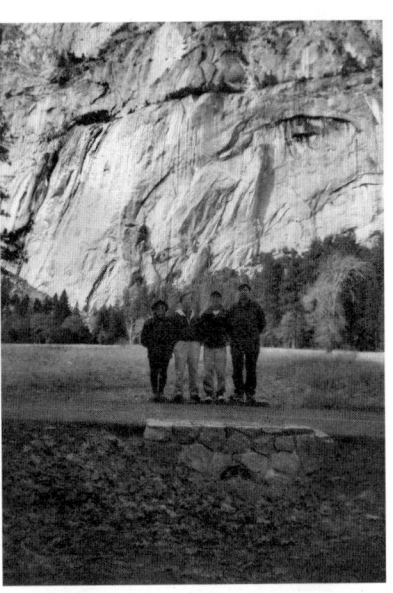

야생동물을 보호하기 위해 1872년, 세계 최초로 국립공원으로 지정된 요세미티 계곡에서. 오른쪽이 저자.

현대적 의미의 환경오염에 관한 문제 제기는 1960년대부터 시작된다. 1962년 레이첼 카슨이 저술한 『침묵의 봄 Silent Spring』이 큰 반향을 일으켜 그 다음 해 의회는 위험한 물질의 사용을 금지하는 법률을 제정하고 이때 살충제 DDT의 사용이 금지된다. 이에 대해서는 많은 논란이 있다.

DDT에 의해 말라리아가 사라져 가다가 다시 증가하는데, 발암 물질이 아니기 때문에 적절히 사용하면 생태계에도 별 영향이 없다고 하는 의견이 있다. DDT는 인간의 생명을 구하고 질병에서 건져준 화학 물질인데 인기소설 때문에 많은 사람이 목숨을 잃었다고 비난을 받기도 하였다. 그러나 『침묵의 봄』은 대중들이 환경문제에 관심을 갖게 하는 견인차 역할을 하였다.

1971년 생물학자인 베리 커모너의 『순환 폐쇄 The Closing Circle』도 유명한 생태학 책이다. 『타임』지는 1970년, 환경을 인간이 직면한 문제점으로 지목하였고, 『라이프』지는 1970년대를 '환경의 시대'라고 선언한다. 1972년 메사추세츠 공대 연구자가 『성장 제한 Limits to Growth』이라는 책을 발간한다.

1970년대 발생한 러브커낼 사건은 산업 폐기물과 건강 장애에 대하여 미국인들의 경각심을 일으키는 계기가 되었다. 1979년 3월 펜실베니아 섬의 드리마일 핵발전소 사고는 다시 한 번 미국인을 경악시킨다. 이러한 사건 이후 미국은 자원 재활용과 환경오염 문제를 정책의 우선 순위에 두고 추진해 나가는 기틀을 마련했다.

불소와 충치 예방

불소화 음용수가 충치를 예방한다는 사실은 우연히 발견되었다. 콜로라도 주 스프링스의 치과의사인 맥케이는 많은 주민의 치아가 갈색으로 변한 원인이 무엇인지 알고자 하였다. 면밀한 관찰과 실험을 통하여 마시는 물에 포함된 불소와 관련이 있음을 알게 되었다. 콜로라도 주와 여러 다른 주에서 음용수에 높게 포함된 불소는 치아를 착색시키지만, 충치의 발생이 적어진다는 사실을 알게 되었다. 시카고 시 8개 지역 2,832명의 어린이와 다른 13개 시 4,425명의 어린이를 조사한 결과 불소 농도가 높은 지역에서 모두 충치가 적었다.

1942년 태평양 전쟁으로 적국이 된 일본의 이민자들이 캘리포니아 주와 애리조나 주의 중심에 각각 거주하게 되었다. 캘리포니아에는 눈이 녹아내린 물이어서 불소가 없었고 애리조나 주 중심의 물은 지하수로서 3 ppm의 불소가 함유되어 있었다. 일본인 아이들의 충치율이 처음에는 비슷하였으나 2년 후, 불소가 없는 물을 마신 캘리포니아 아이들이 충치가 두 배나 많았다. 이리하여 불소가 충치를 예방한다는 사실이 입증되었다.

폴리브롬화 비닐 PBBs
Polybrominated Biphenyls

1973년 9월 미시간 주의 한 농부는 자신이 사육하는 400마리 소가 갑자기 사료를 적게 먹고 우유 생산량마저 감소한 사실을 발견했다. 자신도 소변량과 눈물이 많아졌고, 몇몇 동물들에서는 혈종, 농양, 발굽의 비정상적 성장, 탈모, 피부각화증 등의 증상이 나타났으며 허약해져 6개월도 안 돼서 죽기도 했다. 수의사는 감염병은 아닌 것 같다고 하였지만 정확한 진단을 내리지 못하였다. 그래서 섭취량이 적다고 생각하여 먹이는 양을 늘리고, 마그네슘 부족이라고 생각하여 영양분을 보충하였다.

사료는 미시간 주에서 가장 큰 농민단체를 후원하는 사료회사 Farm Bureau Services에서 공급하고 있었다. 그 회사는 사료에는 어떠한 문제도 없다고 주장하였지만 그 농부는 사료가 원인일지도 모른다는 생각에 포기하지 않고 자신의 농장에서 수거한 사료를 다른 농장의 동물에게도 먹였다. 6주 후 12마리 중 5마리가 죽었다. 또한 사료 저장고 주변에 서식하고 있던 쥐까지도 완전히 사라진 것을 알게 되었다. 죽은 동물을 부검하니 수의사와 자신이 추정한 대로 독성에 의한 간 손상이었다.

이렇게 되자 1974년, 사료 공장은 자신들이 생산한 사료를 이용하여 동물을 사육하게 된다. 사육 후 동물의 혈액을 분석하니 폴리브롬화 비닐 성분이 높게 나타난 것을 발견하게 된다. 협동조합에서 제조하여 파이어마스터 Firemaster라는 이름으로 판매되고 있는 화재 방재용에 폴리브롬화 비닐 성분이 함유되어 있었다. 그 회사는 산화마그네슘이 함유된 뉴트리마스터 Nutrimaster라는 동물 사료를 같이 팔고 있었다. 이 두 가지는 형태나 색으로 구별이 되지 않았고 다만 파이어마스터는 붉은색 포대에, 뉴트리마스터는 푸른색 포대에 넣어 포대의 색깔로 구별하였다. 사료 제조회사에서도 뉴트리마스터를 거기서 구입하였다.

4월 26일 이 사실을 알게 된 미국 식품의약품안전국 FDA은 주 전역에 감시 활동을 개시한다. 물론 포대에 든 내용을 검색하였다. 그 결과 1973년 5월 파이어마스터로 채워진 포대가 뉴트리마스터로 잘못 포장되어 팔린 것을 밝혀냈다. 그리하여 사료를 회수하고 가축, 우유, 유제품 및 일반 주민에 대한 조사를 실시하였다. 이어 자연 생태계에 미친 영향과 그 잔류량 그리고 계속 건강에 대한 추후조사까지 진행하였다. 여러 달 동안 이러한 사실을 모르고 지냈기 때문에 그 피해는 이루 말할 수 없었다. 미시간 주민의 90%에서 폴리브롬화 비닐이 검출되었다. 지금도 체내에서 검출되고 있어 계속적인 조사가 이루어지고 있다.

그 농부 대단하지? 그 농부가 없었다면 어떻게 되었을까?

세베소 폭발 사고

　세계적으로 유명한 폭발 사고는 보팔, 체르노빌, 드리마일 사건 등이 있다. 이에 버금가는 폭발 사고가 1976년 이탈리아의 세베소 지역에서 발생하였다. 농약 제조회사의 공장 폭발로 각종 유독성 화학 물질이 방출되어 주민들에게 노출되었다. 누출된 유독가스 중에는 염소가스 외에도, 일명 다이옥신이라고 불리는 TCDD 2, 3, 7, 8 Tetrachloro Dibenzodioxin이 2kg 함유되어 있었는데, 이는 다이옥신류 중에서 독성이 가장 강하다. 다이옥신은 베트남 전쟁에서 사용된 고엽제에 포함된 물질로도 유명하며 많은 연구가 진행되었다. 120만 명이 그 지역에 살았고, 730명이 심하게 오염된 지역에 거주하고 있었다. 역학조사 결과 자연 유산율이 높다고 하였으나, 비교 대상이 없어서 무시되었다. 유산한 태아를 검사한 결과 화학 물질 노출과 관련된 기형은 발견하지 못하였고, 출산 후 기형아가 고노출군에서 많았으나, 통계적으로 유의하지 않았다. 출산율이 감소하였지만 자연유산의 증가와 더불어 일부러 임신을 하지 않았기 때문이라고 생각하였다. 명확하게 성비의 차이를 관찰할 수 있었는데, 7년 후 여자 아이가 두 배나 많이 출생하였다.

　환경오염에 의한 생식계 기능 장애를 연구하는 것은 정말 어렵다. 성비 차이는 우연일까?
　우리나라의 유해물질 노출 사건으로는 대구 페놀사건이 있었다. 물론 생식계 기능 장애는 없다고 조사되었다. 그런데 한 번 조사 후 더 이상 조사를 하지 않았다. 이런 사고는 장기간 조사하지 않으면 건강 장애를 밝혀내기 어렵다. 우리나라는 이런 사건이 발생하면 단시간 조사하고 결론을 낸다. 정확한 조사가 이루어질 수 있을까? 페놀은 동물실험에서 염색체에 손상을 주고 태아를 사망에 이르게 할 만큼 치명적이다. 사람에게서 저농도의 페놀 노출로 인하여 신생아 황달이 초래되었다는 사례 보고가 있다.

러브커낼 사건
Love Canal

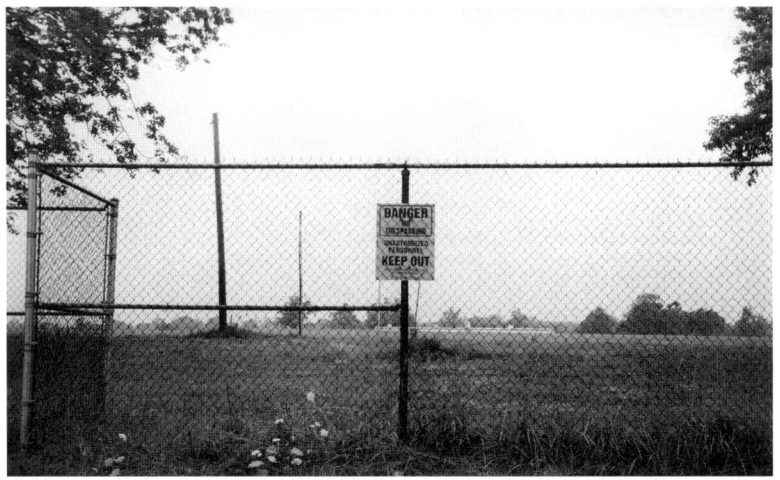

1942년부터 53년까지 산업폐기물을 매립해 미국에서 환경 보건문제를 야기했던 뉴욕 주 러브커낼 지역.

러브커낼 사건은 미국에서 독성 폐기물의 폐기로 야기된 보건문제의 상징이다. 러브커낼은 뉴욕 주 나이애가라폴즈 시에 위치한 사각형의 16에이커 땅에 붙여진 이름이다. 1800년대 후반 한 사업가가 나이애가라 폭포부터 1백야드 떨어진 곳에 운하를 건설하려다 실패하여, 길이 1마일 가량의 운하 일부만 남게 되었다. 후커 전기화학 회사 Hooker Electrochemical Companies는 1942년부터 1953년까지 커낼에 2만1천 톤의 화학 폐기물을 폐기한다. 화학 폐기물로 채워진 커낼은 시 교육위원회에 단돈 1불에 팔린다. 이 땅에 주택이 건설되고

1955년 학교를 설립한다. 1950년 후반 복개된 운하 위에 세운 학교에 다니는 학생들은 간혹 땅에서 올라오는 물질에 의해 화상을 입기도 했으며, 신장 질환, 천식 등 만성적 질환을 앓기도 했다. 또한 비가 많이 내리면 하수도가 검게 변하고, 주택의 하수구 바닥이 부식되는 일이 자주 있었다.

1978년, 학부모인 루이스 깁스가 이 지역이 폐기물이 매립된 곳이라는 신문기사를 읽고 아들의 전학을 추진하였으나 거절당한다. 다른 이웃사람들도 여러 가지 건강 문제가 있음을 알게 된 그녀는 '러브커낼 거주자모임'을 설립하고, 의사 파이젠 Beverly Paigen에게 주민들의 암 검진을 의뢰하여 건강 장애가 있다는 결론에 이른다. 이것에 대한 비판도 만만치 않았으나 결국 뉴욕 주 보건국도 유산과 저체중아가 유의하게 많다고 발표한다. 미국 정부는 파이젠의 조사가 뉴욕 주 보건국의 조사만큼 정확하다고 인정한다.

1978년 8월 7일 카터 대통령은 이 지역을 응급지역으로 선포한다. 또 1980년 5월 22일에는 2차 비상사태를 선포하고, 1980년 5월 23일 주민들의 이주를 시작한다. 주민들은 손해배상 소송을 청구하고 정부는 여론에 힘입어 환경 피해지역에 대한 신속히 배상 처리할 수 있는 슈퍼펀드 법안을 제정한다. 미국 환경청 EPA은 매몰된 산업 폐기물이 인체에 유해하다는 것을 인식하고 슈퍼펀드 기금을 이용하여 미국 내 매몰된 산업 폐기물 처리 작업을 진행하고 있다.

저농도 납 노출

고농도의 납 노출이 중추신경계에 장애를 일으킨다는 사실은 잘 알려져 있다. 그렇다면 저농도의 납 노출은 어떨까? 미국에서 저농도의 납 노출과 건강 장애에 대하여 많은 논쟁이 있었다.

저농도 납 연구는 1972년과 1975년 버드와 조테의 코호트 연구와 1978년 유오커스 등이 환자-대조군 연구를 수행하였다.

피츠버그 의과대학에 근무하는 의사 리들만은 동료들과 1979년 3월 독성이 없다고 생각하는 저농도 납 노출에서도 아이들의 지능지수가 떨어진다고 발표한다. 납 농도를 정확히 측정하기 위하여 혈중 농도와 치아 농도까지 측정한 결과였다. 단면 연구이지만 치아의 납을 측정하여 누적된 결과이므로 큰 의미가 있었다.

미국 질병관리본부 CDC의 납 중독 예방부에 근무하는 빈버는 저농도의 납 노출에 의하여 지능지수가 3-4 정도 감소하는 것이 무슨 문제냐고 반문했다. 그러나 리들만은 수백만의 어린이가 영향을 받는다면 큰 문제라고 지적했다. 2년 후 정신과 의사인 에른하트는 리들만의 보고는 방법론상 결함이 있다고 반박한다.

그래서 두 의사의 조사결과를 확인하기 위하여 위원단이 구성된다. 위원단은 리들만의 실험실에서 자료를 검토한 후 자료의 결함으로 어떠한 결론을 도출할 수 없다고 한다. 위원단은 에른하트의 두 편의 보고도 자료의 결함이 있다고 발표한다. 이에 대하여 에른하트는 침묵한 반면 리들만은 반박하면서 새로운 분석까지 제시한다.

위원들은 리들만의 조사는 정확하다고 다시 판단한다. 그리고 1986년 공기 중의 납 허용 농도를 낮춘다. 그러나 에른하트는 계속 리들만의 조사를 비난하면서 상원의원에게 탄원을 한다. 1990년 법정 공방이 이루어지고 법정에서도 리들만의 조사는 잘못된 것이 아니라고 판정한다.

한 학자의 연구가 사회에 기여하게 되는 과정을 알 수 있다. 그 뒤 학교에서는 학교 내의 납을 없애기 위한 노력을 전개하고 있다.

시빌 액션
Civil Action

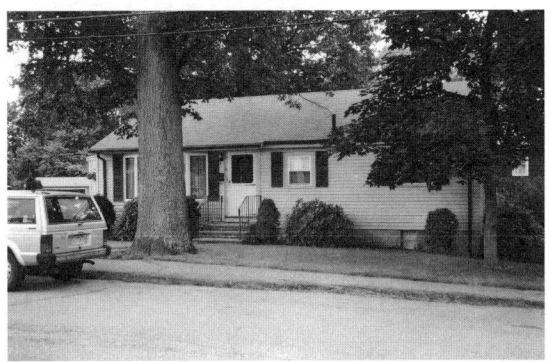

백혈병 걸린 아이가 살던 집. 미국 메사추세츠 워번 지역에 위치해 있다.

특정 지역에서 암이 집단적으로 발생한 예로는 터키의 한 마을에서 발생한 중피종 Mesothelioma이 있다. 이는 자연 환경에 의한 결과이다. 환경, 즉 토양에 포함된 석면성 광물 asbestoslike mineral, erionite에 의하여 중피종이 발생하였다.

환경오염에 의한 집단 암의 다른 예가 미국 메사추세츠 주 워번 지역에서 발생한 백혈병이다. 1986년 20명의 어린이 백혈병 환자와 164명의 대조군에 대하여 환자-대조군 연구를 진행하여 트리클로로에틸렌에 오염된 우물물을 마신 것과 백혈병이 관련이 있다고 추정한다. 백혈병 이외에도 선천성 기형, 신경계 독성과 관련되었다는 사실도 밝혀진다. 이 과정은 『시빌 액션 Civil Action』이라는 책에 소개되어 있다. 우리나라에서도 같은 책명으로 번역이 되어 나왔고 영화로도 상영되었다. 존 트라볼타가 주연한 이 영화는 돈을 벌 목적으로 주인공이 이 사건의 변호사로 개입하지만, 경제적으로 파산할 지경에 이르자 적당히 돈을 받고 이견을 제시하지 않기로 상대편 변호사와 합의를 한다. 그러나 주민은 돈 몇 푼 받는 그런 합의를 원하지 않았다. 그들은 명예를 지켜달라고 요구했고 그 변호사는 다시 처음부터 조사를 시작하여 공장의 폐수가 개울에 버려졌다는 결정적 증거를 찾아낸다. 그후 미국 내에서 이러한 사례를 도와서 연구하고 변호하는 변호사 모임이 생기게 된다. '공공 정의를 위한 변호사 모임 Trial Lawyers for Public Justice'이 그것이다.

그러나 집단 암 발생의 원인을 밝히기는 매우 어렵다. 우리나라에도 집단 암 발생에 대한 조사가 있었다. 제주도의 어느 마을에서 위암이 집단적으로 발생하였다고 기사화 되어 역학조사를

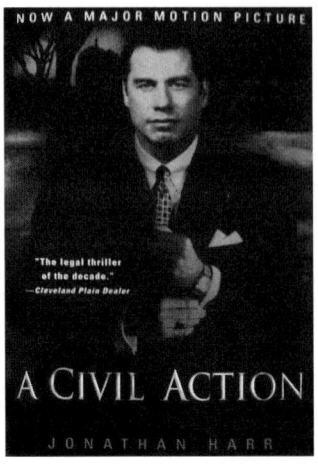

존 트라볼타가 주연한 영화 〈시빌 액션〉을 표지로 쓴 책 「시빌 액션」.

실시하였지만, 특별히 다른 지역보다 유의하게 많이 발생한 증거도 없었고, 특별한 유해 요인도 발견할 수 없었다. 미국에서도 암이 집단적으로 발생하였다고 하여 조사가 이루어지지만 대부분 성과를 얻지 못한다. 집단 암 발생은 환경과 무관하게 우연에 의할 가능성이 더 많다고 한다.

알라
Alar

유명한 여배우인 메릴 스트립은 1989년 '60분 Sixty Minutes'이라는 인기 텔레비전 프로에 나와 사과가 익는 것을 억제하는 데 사용된 '알라'라는 화학 물질이 미국 식단에서 가장 강력한 발암 물질이며, 어린이 암의 원인이라고 주장한다. 그 결과 사과업계는 3억7천5백만 달러의 손해를 보았고 미국 농림부는 1천5백만 달러를 손해 본다. 어린이는 대부분 사과주스보다 영양분이 적은 다른 과일주스를 마시게 되고, 알라는 시장에서 제조자가 자진 수거해 간다. 이러한

주장의 근거는 알라가 쥐들에게 종양을 일으키는 물질이라는 데 있었다. 그러나 그 실험에 사용된 양은 최대 허용량보다 8배나 많은 양이었다. 고농도에서 대부분의 물질이 조직 손상을 야기하는 양보다도 많은 양이었다. 그 뒤 국립암센터 NCI 등의 실험에 의하면 암을 유발하는 용량은 미취학 아동이 사과와 사과주스를 통하여 먹는 용량의 133,000배부터 266,000배나 되는 고농도로, 현실적으로는 이러한 피해를 일으킬 가능성은 없었다. 일부 과학자들은 근거 없이 사과 재배자의 피해가 발생하였다고 주장하였고, 사과 재배자 중 일부는 방송사를 대상으로 소송을 제기하였다. 그러나 패소한다.

이러한 결과를 바탕으로 고농도로 동물 실험한 결과를 사람에게 바로 연관시켜 피해가 발생할 수 있다고 주장하는 것은 근거가 없다고 주장하는 학자들이 있다. 이러한 의견에 대한 반박도 있다. 알라는 사과가 익고 저장하거나 판매할 때 손상품을 줄이므로 소비자에게는 이득이 없다. 소비자는 가격이 낮다는 이득을 볼 수도 있지만 대부분 재배자·판매자가 이득을 본다. 이 사건 이후 2년 동안 사과 농사는 알라를 사용하지 않았어도 풍작이었다. 더구나 워싱턴 주 사과협회는 사과 품종을 다양화해 소비자는 선택의 여지가 생기고 재배자는 경제적 위험이 줄었다. 국립암센터에서는 알라를 사용한 사과 한 개를 먹는 것은 담배 한 개비를 피우는 것과 같다고 하였다. 어린이는 담배 한 개비도 피워서는 안 된다고 교육하는데 어린이는 평생 많은 사과를 먹게 되므로 알라를 규제한 것은 당연하다는 의견이다.

다양한 의견이 통하는 사회가 되어야 하겠지.

최루가스 CS

 최루가스인 CS Ortho-Chlorobenzylidene Malonitrile는 1928년에 개발되어 1950년대에 주로 사용되었다. 증상은 눈물, 기침, 짧은 호흡, 피부 열감 등으로 노출 기간과 관련이 있으며 일반적으로 안전하다고 생각하고 있다. 1996년 미국에서 군대 훈련병에게 급성 노출 사건이 발생하였다. 8주 동안의 훈련 중 7주째 처음 입원 환자가 발생하였다. 증상은 급성 호흡곤란이며 실내 풀장에서 수영중 발생하였다. 환자들은 비흡연자로 과거력은 없었다. 산소분압은 63mmHg 정상 90-100mmHg 이었고, 중환자실에 입원하였다. 그 후 추가로 9명이 입원하였다. 8명이 비흡연자였고 입원중 저산소증은 좋아졌으며 4-5일 후 모두 회복하여 1주 후 정상으로 돌아갔다. 그러나 훈련에서는 모두 탈락하였다. 이 사건 이후 최루가스의 환경 농도와 건강 장애를 감시하고 있다.

 우리나라에서 만성 장애를 조사해야 하는데 가능할까? 최루가스의 급성 장애야 많이 느껴 보았지만 만성 장애가 있다고 해도 증명되지 않고 지나가겠지. 미국 사람이 많이 노출되어야 하는데 이들은 별로 노출되지 않으니 조사할 필요도 없을 것이다. 조사가 없으니 영원히 밝혀지지 않고 지나가겠지. 불가능하겠지만 밝혀진다고 하여도 과거 군사정권 때의 일일 것이다. '그때 데모를 하지 말 걸!' 이런 생각을 할 것 같다.

클로르덴 중독
Chlordane

일반 가정에서도 농약 중독에 의한 피해를 볼 수 있다. 아래와 같은 사례가 있는데, 첫 사례 외에는 소송중이었다. 그래서 결과가 어떻게 될 지 알 수는 없지만 어떤 사례가 소송감이 되는지 파악할 수는 있다. 책에 있는 것은 거의 인과관계가 증명된 것이기 때문이다. 이렇게 논란이 되고 있는 경우를 알아야 미국에서는 어떤 사례가 어떤 논란을 거쳐 어떻게 처리되는지를 알게 된다. 그런데 이러한 과정을 파악하는 것이 힘들다. 다만 이런 사례를 검토하면서 감을 잡을 수 있을 뿐이다.

사례 1

집을 사서 개조하는데 흰개미가 있어 방역업자를 불러 두 번 클로르덴으로 집을 구석구석 소독한다. 그러자 남편이 두통이 발생했고, 저녁이면 심해졌다. 창문이 닫힌 가을과 겨울에 심해졌고, 농약 냄새도 나고 구역질이 났다. 부인도 경미한 증상이 나타났다. 두통이 심해져 입원하여 검사를 받았지만 모두 정상이었다. 남편이 소방 관련한 일을 하여 직업 관련성이나 화학 물질을 의심하게 되고, 방역 소독한 것도 의심한다.

그리고 집에서 클로르덴을 검출한다. 방역업자는 농약의 불법 사용에 대한 책임을 지고 500달러의 벌금을 물게 된다. 아마 클로르덴은 그때 사용이 금지된 농약이었던 것 같다.

사례 2

클로르덴으로 집을 소독한 후 부부가 두통·구역·기침 등의 증상을 일으킨다.

사례 3

클로르덴으로 집을 소독한 후 부인은 숨쉬는 것이 어려웠고, 남편은 구역과 두통·편두통·눈물 등의 증상이 나타난다. 열한 살 난 딸은 폐렴이 생기고, 아들은 두통이 생긴다. 방역업자는 농약을 제거하는 작업을 하지만 5년 후에도 지하실 흙에서 447 ppm의 농약이 검출된다.

사례 4

클로르덴으로 집을 소독하고 2주 후 두통과 피곤함을 느낀다. 한 달 사이에 재생불량성 빈혈로 진단받고 두 달 후 사망한다.

사례 5

집 주위에 10년 동안 클로르덴을 살포하였다. 1975년 골수단핵구 백혈병 Myelomonocytic Leukemia으로 진단을 받는다.

클로르덴과 헵타클로르 heptachlor는 인체에 건강 장애가 있다고 알려지고 그 결과 '더스반 Dursban'이란 상품의 물질로 대체된다. 2000년 미국 환경청에서는 원예용 살충제로 사용되던 더스반을 사용 금지시켰다.

미국에서는 국민 한 사람 한 사람에게 나타나는 증상이나 질병이 무엇때문에 생긴 것인지 생각하고 의심한다. 그러다가 사례가 모아지고 동물실험에 의해 그 근거가 뒷받침되면 과학자들이 모여 많은 토론을 거쳐 그 화학 물질이 유발하는 질병을 공식화한다. 의심하는 국민이 없다면, 또한 학자나 정부가 국민을 믿지 못하면 과학 발전은 없을 것이다.

우리나라는 과학자가 외국의 것만 암기하여 그 잣대로 모든 것을 재면서 국민의 호소를 무시한다. 책에 있는 무수한 화학 물질에 의한 건강 장애가 어떻게 발견될 수 있었을까? 환자를 한 명씩 유심히 관찰하지 않았다면 불가능했을 것이다.

우리는 어떻게 하여야 할까? 집을 소독하지 말아야겠지.

전에 내 방에 개미가 생겨 약국에 가니까 백묵 같은 중국 제품을 주었다. 개미 나오는 곳에 줄을 그으면 개미가 안 생긴다는데 근거가 없다고 생각하였지만 집에서 실험을 했다. 정말 방에 개미가 나타나지 않았다.

그것의 재료는 무엇일까? 인체에는 안전할까? 인체에는 안전하다고 기록되어 있었다. 정말일까?

다중화학민감증
Multiple Chemical Sensitivity

저농도의 화학 물질에 장기간 노출되면 여러 가지 증상이 나타나기 때문에 이런 증상들이 직업병, 환경병으로 인정되기 시작했다. 미국에서는 1995년 이후 다양한 다중화학민감증이 법적으로 직업병 인정을 받았다. 이 질환은 여러 가지 화학 물질에 노출되어 다양한 증상이 나타나는 증후군이다. 미국에서도 직업병으로 인정되기까지는 난항이 있었던 것 같다. 걸프전 증후군이 직업병으로 인정되면서 위 질환도 저절로 인정받게 되었는지 모른다. 보상질환으로 인정받으려면 많은 기간이 걸린다. 개방적인 미국 법원이지만 무조건 보상 질환으로 인정하지는 않으며 많은 논란을 거쳐 비로소 이루어진다. 다중화학민감증은 계속 직업병과 보상 질환으로 인정받는 추세이다. 우리나라에서도 2001년, 58세의 대학교 물리학과 교수가 6-7년 전부터 화학물질에 노출되고 나면 두통, 인후통, 호흡 곤란, 근육통, 불안, 피부 발진 및 감각 이상 등의 다양한 증상이 나타나 다중화학민감증으로 진단을 받은 사례가 보고되었다.

미국에서는 전문적으로 다중화학민감증을 치료하는 곳도 있다. 외과의사인 WJ 레아는 수술실에서 화학 물질에 중독되어 한동안 수술을 하지 못하였다. 그래서 이런 환경 분야를 전공한 것 같다. 현재는 달라스 환경건강센터의 책임자로 있다. 그가 치료방법을 제시하였으나 별 내용은 없는 것 같다. 환경에 의한 화학 물질 과민 반응을 치료하는 의사를 '임상생태학자'라고 한다. 이들은 미국 '환경의학회'라는 조직을 만들었다. 400명의 의사가 회원으로 있어서 인터넷으로 들어가 보니 눈에 띄는 것은 없었지만 환경에 의하여 병이 발생한다고 생각되는 경우 진단 및 치료법이 있었다. 분기별로 『임상생태학』이란 잡지도 발간하고 있다.

다중화학민감증을 예방하려면 어떻게 해야 할까?

1. 되도록 화학 물질에 노출되지 않도록 한다.
• 집안에 오염된 공기나 물을 없애고 연소열을 이용하여 조리를 하지 않는다. 석유, 석탄, 나무 등 사용 금지.
• 석유, 석탄 및 나무 등은 집 밖에 두고, 물은 집 밖에서 보일러를 사용하여 끓인다.
• 모든 물은 역삼투와 목탄으로 여과시킨다.
• 농약과 제초제 사용을 금하고, 집안을 깨끗이 한다(판자, 합판 및 카펫에 있는 포름알데히드와 화학 물질도 문제).
• 침대와 염료도 조심한다.
• 음식물도 화학 물질이 적게 든 것을 선택한다. 신선하고 기름진 땅에서 자란 것이어야 하며, 음식을 자주 바꿔 먹는다.
• 되도록 플라스틱을 사용하지 않는다.
2. 사우나와 운동으로 땀을 낸다. 운동은 오염되지 않은 곳에서 한다.
3. 비타민과 미네랄을 복용한다.

화학 물질에 노출되지 않으면 좋겠지만 그것이 가능할까? 현대 문명 생활을 거부하는 것이 되겠지. 조용한 곳에서 생식을 하면서 사는 것이 가장 좋을 것 같다. 우리는 환자가 다양한 증상을 호소하는데도 그냥 신경증이라고 무시하는 경우가 있다. 이런 환자는 대개 이 의사 저 의사를 찾아 '의사 쇼핑'을 하고 다닌다.

환자가 어떤 증상을 호소하면 그 원인을 찾아내고 이해하려는 태도를 가져야 하지 않을까? 다중화학민감증도 염두에 두고 환자를 대하는 것이 의사의 도리일 것이다.

기형아 발생 원인

우리나라에서 영광 원자력 발전소 인근 주민이 무뇌아를 출산하여 방사선과 관련됐다고 주장하는 것이 기사화된 적이 있었다. 그 후 서울대병원에서 여러 가지 검사를 실시하여 방사선과 관련이 없다고 결론지었다. 물론 나도 그렇게 생각하지만 연구는 계속되어야 한다.

유해 물질이 출산에 어떤 영향을 미치는지 조사한다는 것은 매우 어렵다. 1990년 초 텍사

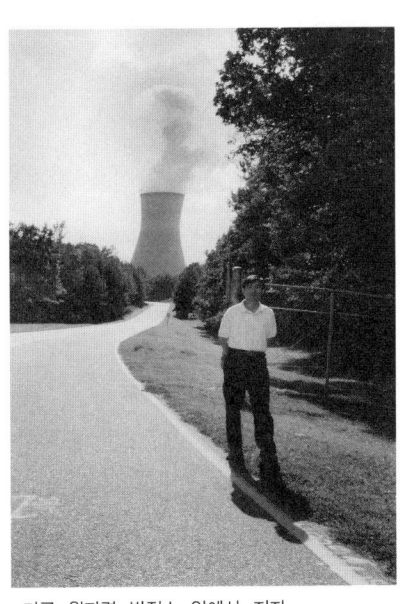

미국 원자력 발전소 앞에서 저자.

스 주 브라운시빌의 한 병원에서 세 명의 무뇌아가 출생한다. 이는 미국에서 신경관 결손 neural tube defect 예상 발생률의 세 배에 해당하

는 것이다. 이 지역은 유해 물질을 취급하는 공장이 위치하고 있어서 그 이전부터 문제가 되고 있었다. 세 명의 무뇌아를 대상으로 환자-대조군 연구를 하였으나 특이한 원인을 밝히지 못한다.

신경관 결손은 엽산이 부족해도 발생한다. 유전, 히스패닉, 산모의 연령, 발포릭산 등과도 관련이 있다. 산모의 유기용제나 농약 노출도 관련성이 있을 수 있고, 아버지의 농약, 유기용제, 방사선 노출도 관련이 있을 수 있다고 한다. 방사선은 기형과 관련이 있다. 납과 수은도 기형아와 관련이 있다고 알려져 있다. 디에틸스틸베스트롤 Diethylstibestrol은 딸의 질암과 관련이 있다. 다이옥신도 기형과 관련이 있다. 기형과 관련된 물질에 대하여도 많은 연구가 있어야 한다.

전자기파

산책을 하다가 고압선을 발견하였다. 고압선을 보니 전자기파에 의한 건강 장애가 생각났다. 오늘날에는 대다수 사람들이 집과 직장 등 전기를 사용하는 곳에서 전자기파에 노출된다. 미국에서 1979년 어린이 암과 집 주위의 고압선과 관련성이 제기되었고, 전기담요는 밤에 장기간 사용된다는 점에서 주목을 받았다. 1990년에는 어머니가 임신중 전기담요를 사용하는 경우 아이의 암 발생이 더 증가하고, 전기담요를 사용한 어린이는 암이 약간 증가하였다는 보고가 있다. 그래서 전기담요를 만들 때 전자기파의 노출을 거의 없게 만든다. 그러나 그 후 여러 연구에서 전자기파와 암의 관련성을 발견하지 못한다.

1990년에는 2년 동안 광적으로 핸드폰을 사용한 여자가 안테나가 있던 오른쪽에 뇌암이 발생한다. 그녀의 남편은 소송을 제기하였고

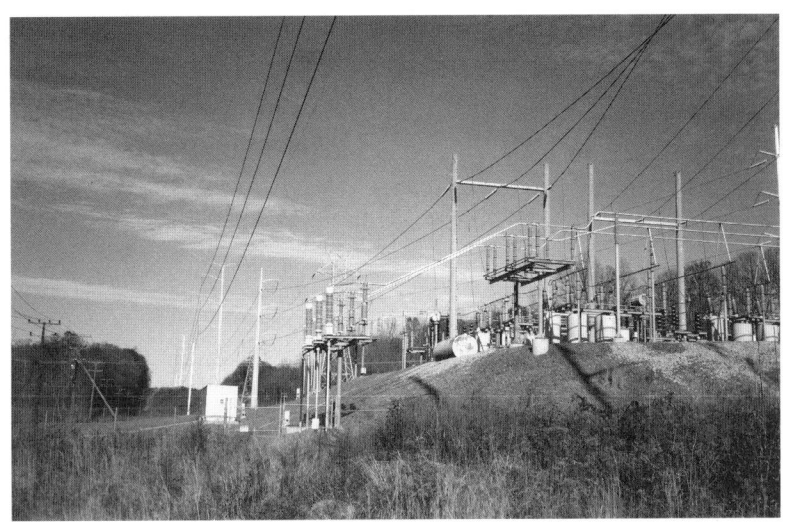
미국은 고압선이 마을과 멀리 떨어져 있어 전자기파에 노출될 가능성이 적다.

1993년에는 『CNN』 방송에 출연하여 핸드폰에 의하여 암이 발생하였다고 주장한다. 다른 세 명의 휴대폰 사용자도 비슷한 소송을 제기한다. 핸드폰 제조회사는 독립적인 연구를 수행하지만 안전하다는 증거는 제시하지 못한다. 휴대폰 사용자는 기하급수적으로 늘고 있지만 뇌암의 발생은 약간 늘고 귀 근처의 암 발생은 변화가 없어 전자기파와 뇌암과의 관련성은 희박하다고 생각하고 있다.

전자기파에 의한 건강 장애는 미국에서 직업병 또는 환경병으로 아직 인정되지 않고 있다.

그 후 레이더 기지에서 전자기파에 노출되는 캘리포니아 경찰관에게서 뇌암의 발생이 더 많다는 보고도 나왔고, 2000년 8월 한 의사는 휴대폰 사용에 의하여 뇌암이 발생하였다고 8억 달러의 소송을 제기한다. 세계보건기구는 '국제암연구소'를 통해 핸드폰 사용과 인체의 유해성에 대하여 10여 개 국가에서 대규모 역학조사를 실시하고 있다. 이 조사는 핸드폰 사용이 뇌와 목의 암 발생과 연관이 있는지를 규명하는데 목적이 있다.

산책 중 관찰한 바에 의하면 고압선은 사람이 사는 마을에서 보이지 않는 곳에 있었다. 다른 사람에게 물으니 고압선이 어떻게 마을 위로 지나갈 수 있는지 의아하게 생각하였다. 그런데 우리나라에서는 고압선이 바로 마을을 지나는 지역이 있다. 그러니 고압선에 의한 전자기파가 문제되면 우리 국민들에게 피해가 먼저 나타날 것이다. 그런데 우리는 역학적 연구가 없으니 세계인을 위하여 기여하지도 못한다는 생각이 든다. 즉, 적게 노출되는 외국인에서 건강 장애가 있다는 보고가 나오면, 한국에서는 10여 년 후에나 문제가 될 것 같다. 아니 요즘은 인터넷이 있어 이런 소식도 빨리 전달되겠지.

13년 전 경기도 지역에서 고압선이 지나는 동네에 백반증이 많다고 주장하는 기사를 본 적이 있다. 외국 문헌에도 없는 이야기여서 무심코 지나긴 했는데 갈수록 전자기파가 백반증을 유발할 수도 있지 않을까 하는 생각이 든다. 3년 전 고압선 속에서 근무하는 근로자에게서 조그만 흰 반점이 생긴 것을 본 적이 있다. 이때도 그 생각이 났다. 그래서 인터넷에서 백반증을 검색하였더니 10여 년 전 기사는 검색이 안 되는데 아래의 기사가 눈에 띄었다. 이 기사는 고압선에 관한 내용은 없지만 백반증이 직업병으로 인정된 사례를 적고 있다.

백반증의 원인은 무엇일까? 과연 전자기파에 의하여 백반증이 생길 수 있을까? 고압선이 지나는 지역의 주민에게 정말 백반증이 많을까? 그 이유는 무엇일까? 의심해야만 원인을 찾아낼 수 있다.

도장공 백반증 첫 직업병 판정

『동아일보』, 1999. 12. 3

도장공(塗裝工)에게서 발병한 백반증(피부가 하얗게 얼룩지는 병)이 국내 처음으로 직업병 판정을 받았다.

한국산업안전공단은 경남 거제시의 한 업체에서 선박 건조 도장공으로 근무하던 김모(48)씨에게서 발병한 백반증이 직업병 심의 결과 직업성 피부병으로 인정됐다고 2일 밝혔다.

김씨는 도장공으로 1년9개월간 근무한 뒤 얼굴, 목, 손 등 도료가 묻었던 부분에 홍반과 가려움, 각질 형성 등 피부 염증이 발생해 2년에 걸쳐 치료를 받았으나, 염증 부위가 희게 변색됐고 현재까지 손과 팔, 허벅지, 종아리 부위에 백반증이 남아 있는 상태다. 이번에 확인된 피부 백반증은 페놀류가 함유된 에폭시계 도료와 경화제에 의해 발생한 것으로 분석됐다.

매향리

미군이 1951년 경기도 화성군 매향리 앞바다의 농섬을 비행기 사격장으로 사용한 이래 1968년, 육지의 80만 평까지 확대하자 주민들은 하루하루 소음과 불안 속에 살고 있었다. 오폭과 불발탄 폭발로 숨진 주민이 9명에 이르고, 21명이 다쳤다고 한다. 폭격으로 농섬의 크기가 1/3로 줄었다.

필리핀에 주둔해 있던 비행기에서부터 거의 모든 미군의 비행기가 사격 훈련을 하러 매향리에 왔다고 한다. 세계 어디에 그런 훈련을 할 수 있는 곳이 있을까? 자랑스럽게도(?) 우리나라에 있다. 주민들은 1988년 대책위원회를 만들어 집단 손해배상 청구소송까지 냈었다.

1987년 내가 서울대병원에서 가정의학과 전공의 수련을 하고 있을 때였다. 김포공항과 매향리 소음이 신문에 났다. 나는 가정의학과 의국원들에게 이런 건강 피해는 역학조사를 하여야 한다고 주장했다. 다른 의국원은 이때 비행기 소음에 노출되는 김포공항 지역 주민의 건강 장애에 대하여 조사했다. 당연히 김포공항 주민이 대조 주민에 비하여 소음성 난청이 많았다.

그냥 논문 발표로 끝났다. 일본은 항공기 주변 주민에 대하여 매년 일정액 보상을 실시하고 있는데. 일본은 잘 사는 국가라서 우리와 비교하면 안 되는가?

1989년 3월경부터 매향리 지역 주민을 대상으로 건강 피해에 대한 조사를 하게 되었다. 가정의학 전공의 과정도 끝나고 병원에 근무하고 있던 3, 4월에 비행기 사격이 없어 조사가 가능하였던 토요일과 일요일에 매향리를 다섯 번 오가며 조사했다. 소음성 난청은 대조군에 비하여 더 많았으나 그렇게 좋은 결과는 아니었다. 매향리와 대조군 지역의 청력 측정자가 달라 신뢰할 만한 자료가 되지 못하였다. 그러나 고혈압 환자는 매향리는 24%, 대조군은 8%로 매향리 주민이 월등히 많았다. 맥박은 심전도로 측정하고 혈압도 최대한 잘 측정하기 위하여 노력했기 때문에 신뢰성 있는 결과를 얻었다고 생각하였다. 대조 지역도 소음이 없다는 것 외에 모든 조건이 매향리와 유사하였다. 이 보다 더 좋은 대조 지역을 만나기 힘들다는 생각이 들었다.

소음에 의하여 혈압이 증가하는 지는 논란이 있다. 그동안 조사한 사례의 대부분은 20년간 소음에 노출된 경우였지만, 매향리와 같이 40년간 소음에 노출된 사람이 전 세계에 있을 수 없으므로 소음 노출에 의하여 명확한 혈압 상승이 밝혀지지 않았구나 하는 생각도 들었다. 매향리 주민은 일주일에 닷새는 너무 지독한 소음에 노출되었다. 그런 소음 속에서 사람이 산다는 것이 불가능할 것 같았다. 외부에 나가 있는 가족들은 주말에만 왔다가 간다고 하였다. 학생들은 성적과 집중력이 저하되어 있지 않을까 하는 생각이 들어서 이것도 조사하고 싶었으나 못했다. 포항에 있으면서 두 번 조사를 하고 싶어 거기에 갔으나 학교의 협조를 받을 길이 없었다.

1990년 한국역학회지에 「소음 폭로가 일부 지역 주민의 건강에 미치는 영향에 대한 연구」라는 논문을 발표하였지만, 지역 주민에게는 도움이 되지 못하였다. 1999년 11월 매향리 주민으로부터 재판이 있으니 건강 피해를 증언해 줄 수 있느냐는 제안이 들어왔다. 늘 미안한 마음으로 살았다고 생각하여 재판정에서 그들의 건강 피해를 증언하였고 내 논문도 전했다. 내가 미국에 가기 전 증언을 할 수 있어 다행이라고 생각했다. 주민들이 돈을 주었으나 나는 당신들보다 돈이 더 많다고, 정중히 사양하였다. 그래서 매향리는 나에게도 그 기억이 뚜렷이 각인되어 있는 곳이다. 2003년 3월 14일 대법원은, 주한 미군의 훈련으로 피해를 봤다며 매향리 주민 14명이 국가를 상대로 낸 손해배상 청구 소송 상고심에서 원고 승소 판결한 원심을 확정한다고 밝혔다.

이 기사를 읽고 얼마나 기뻤는지. 나의 법정 증언도 기여하였겠지? 왜 넓은 미국 땅에서 사격 훈련을 하지 않지? 그럼 어디서 할까? 국민이 죽어도 아무 말도 못하는 정부가 있는 나라? 세상에 그런 정부가 어디 있어? 국민의 세금으로 먹고 살면서 자국 국민에게 피해가 가는 일을 방관할 정부가 어디 있어? 그래 나도 그렇게 생각한다. 그런 정부는 없다고, 있을 수가 없다고. 옛날에 개구리가 학을 임금으로 삼고, 그 밑에 살면서 몇 마리씩의 개구리를 바치면서 좋아하던 우화가 생각난다. 결국 나중에는 모든 개구리가 죽었겠지. 과거 정권이 미군의 국가 안보 기능만 중시해 주민들의 생존권을 등한시한 책임이 크다. 그러나 이제는 시대가 변했다. 미군의 사회 문제와 대책을 고작해야 범죄 정도로 국한했던 시각을 재산권 행사나 환경 문제 등으로 확대하는 것이 불가피해졌다.

유리섬유 폐기물과 지방종

1995년 1월 인천광역시에 있는 일개 단열재를 생산하는 (주)한국인슈로 공장 인근에 거주하는 주민들에게서 피하종양이 발생하였다는 보고가 있었다. 이 지역은 준공업지대로 주민들은 전통적으로 농사와 고기잡이에 종사하여 왔으나 1970년대 이후 공업화가 진행되면서 인근 공단으로 취업하는 등 생활양식에 변화가 있었다. (주)한국인슈로 공장은 1974년 처음 가동한 이후 20여 년간 보온재를 생산해 왔는데 이 중 일부 제품은 유리섬유가 주원료였다.

공장에서 생산된 단열재 중 불량품은 공장 부지 내에 매립하였는데 그 양은 최소한 700톤 이상이었다. 매립 장소는 가장 가까이는 주민들이 거주하는 지역에서 50미터 떨어진 곳이었으며, 주민들의 식수원이었던 우물도 매립지에 포함되어 있었다. 폐기물은 주로 유리섬유 단열재로 이루어져 있었다. 이 공장에서는 1993년까지 폐유리를 이용하여 유리섬유를 직접 생산하였으나 이후부터는 전량 외부에서 들여와 사용하고 있었다. 이 지역에 거주하는 주민들은 공장이 가동한 이후 20여 년에 걸쳐 피부 및 호흡기 장애도 호소하고 있었다.

저자를 포함한 역학조사팀은 1995년 초 이들에 대한 역학조사를 시행하였고 이후 주민들의 피부 질환 및 피하종양이 유리섬유 폐기물의 지하수 오염을 통하여 이루어졌을 가능성이 높음을 대한산업의학회의 발표회에서 발표하였다. 이에 따라 이 지역에 대한 환경 및 역학조사가 서울대 의대 연구팀에 의하여 시행되었으나 지하수에서 유리섬유 등을 검출하지 못하였고 피하종양 내에 이물질이 없다며, 지역 주민들은 어떠한 건강 피해를 입은 적이 없다고 결론을 내렸다. 즉, 피하종양 등 주민의 건강 장애와 유리섬유 폐기물간의 관계를 밝히지 못하였다.

그 후 저자를 포함한 역학조사팀은 이 지역에서 채취한 유리섬유 폐기물, 지하수 및 피하종양의 대부분인 지방종 조직에 대한 광학적 및 전자현미경적 연구를 통하여 유리섬유 폐기물과 지방종간의 연관성을 밝히기 위하여 노력하였다. 그리하여 유리섬유 폐기물 및 지하수, 지방종 조직에서 모두 발견된 규산마그네슘 섬유가 지방종의 발생에 결정적인 역할을 하였고, 폐기된 유리섬유 중에서 발견된 규산마그네슘 섬유는 모두 유리섬유 중에 장축을 따라 함입되어 있었다. 따라서 이 회사 폐기물에 함입된 규산마그네슘 섬유는 폐기 후에 오염 등으로 첨가된 것이 아니라 원래 생산될 때부터 포함된 것으로 볼 수밖에 없었다.

이러한 과정을 통하여 서울대 의대 연구팀이 왜 지하수와 피하지방종에서 유리섬유 폐기물을 발견할 수 없었는지를 추정할 수 있었다. 그리고 이러한 사실을 환경부와 서울대 의대 연구팀에 통보를 하였으나 이들은 진실을 밝히는데 소극적으로 일관하였다.

본인을 포함한 역학조사팀과 인천환경운동연합은 주민 건강 피해에 대한 원인 규명과 보상 등 대책 마련을 위해 노력하였고, 지역 주민 64명은 (주)한국인슈로를 상대로 집단 소송을 냈다. 2002년 10월 30일 서울고법은 (주)한국인슈로는 주민 64명에게 1억7천5백50만 원을 지급하라는 조정에 갈음하는 결정을 내려 (주)한국인슈로가 가동된 1974년부터 20년간 환경오염으로 받은 주민들의 고통이 만 8년의 노력 끝에 재판 과정을 통해 인정받게 되었다. 이렇게 인정받게 된 이유는 과학적 증거를 바탕으로 유리섬유 폐기물과 지방종과의 관련성을 입증하였기 때문이다. 그러나 정부와 서울대 의대 연구팀은 과학적 증거에 의하여 입증된 사실들을 자신의 능력이 미치지 못하여 발견하지 못하고 배척하는 실수를 범하였다. 환경오염에 의한 건강 피해는 그 조사 방법이 어렵기 때문에 오랜 기간 밝히기 위한 노력을 하여야 한다. 한 사람은 보았다고 하고, 다른 사람은 보지 못하였다고 하면, 본 사람은 본 것이 무엇인지 알기 위하여 노력하여야 한다. 자신이 보지 못하였다고 남이 본 것을 없다고 한다면 잘못된 판단일 가능성이 높다. 따라서 본 사람이 본 것이 잘못되었다고 명확히 밝혀지기 전까지 계속적으로 연구하여 나가는 자세가 필요하다.

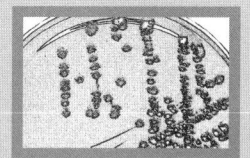

2 직업병

업무상 질병 보상 제도 | 업무 관련성 평가 | 업무 관련성 사기 | 장애 심사 | 음낭암 | 석면 | 라듐 도장공 | 염료 공업과 방광암 | 비닐클로라이드 | 다이브로모클로로프로판 | 방사선 취급 의사와 백혈병 | 트럭 운전사 | 소방관 및 경찰 | 코크스 오븐 방출물 | 실리카 | 유해 물질에 의한 만성신부전 | 직업병 발견

업무상 질병 보상 제도

　광의의 산업재해는 산업재해와 업무상 질병 직업병으로 나뉜다. 산업재해와 업무상 질병은 동일한 과정을 밟아 심의하고 보상하지만 산업재해는 사고이므로 심의가 단순한 반면, 업무상 질병은 복잡할 수 있다. 그러므로 산업재해보다 업무상 질병에 국한하여 논하기로 하자.

　미국의 업무상 질병 보상제도는 연방 정부에서 실시하는 것과 주 정부에서 실시하는 것 두 가지로 구분된다. 미국은 1908년에 위험 요인에 노출되는 연방 정부 공무원을 대상으로 하는 근로자 보상제도가 시작되었다. 현재는 연방 정부가 관할하는 세 개의 프로그램이 있다. 연방 정부 공무원은 당연히 연방 정부 소관이고 연안 어업, 해상, 다른 해상무역 근로자도 여러 주를 거쳐 일하므로 연방 정부 소관이다. 광업은 진폐증이 중하고 경비가 많이 소모되므로 연방 정부 소관이 되었다. 업무상 질병에 대한 보상은 연방 정부나 지역 사무소에 보상 사례가 접수되면 주치의 소견에 따른 자문의 소견으로 결정한다. 주치의와 자문의의 의견이 서로 차이가 있으면, 다른 전문의사의 소견을 참조하여 다른 의견이 있었던 의사에게 다시 물어서 세 명의 의사가 일치하는 의견을 선택하여 업무상 질병 여부를 결정한다. 이러한 결정에 근로자가 이견이 있으면 상위 부서에서 다시 한 번 더 의견을 취합한다. 이들은 법원에는 항의하지 못한다. 연방 공무원은 국가를 상대로 소송을 하지 못하게 되어 있기 때문이다.

　민간 기업과 주 정부 공무원에 대하여는 주별로 별도의 프로그램이 운영된다. 1911년 민간 기업의 근로자에 대하여 몇 개 주에서 비슷한 법이 통과되었다. 1949년 모든 주에서 근로와 관련된 질병이나 상해로 근로 능력을 상실한 근로자들에게 이전 수입을 보장하는 프로그램이다. 주 법정은 보상 범위 확대나 이익의 증가, 요구 자격 규정의 자유화와 다른 방법에서 보호 범위를 확대하여 왔다. 현재 50개 모든 주, 워싱턴 D.C., 괌, 푸에르토리코, 버진 제도에서 민간 기업, 주 및 지방 정부 공무원에 대하여 직업병 보상 제도를 법으로 운영하고 있다. 주별로 법이 달라 서로 차이가 있다. 서로 다른 주의 장단점을 관찰하면서 자기 주에 맞게 적용시켜 나가는 것이다. 그래서 미국의 역사가 짧지만 발전해 가는 속도는 빠른 것 같다. 주요한 주 정부의 심사 방법을 잠깐 소개하자면, 근로자가 보상 신청을 하고 고용주가 동의하면 별 문제없이 잘 해결된다. 고용주가 동의를 하지 않으면 분쟁 조정자를 거쳐 중재인, 고용주 의사의 의학적 검사를 첨부해 법정까지 가게 된다. 이러한 내용은 인터넷 등에 대화식으로 잘 설명해 놓았다. 이런 서비스가 잘 되어 있는 것은 국민의 세금으로 운영되므로 주 정부의 당연한 의무라고 생각하기 때문이다. 또한 설명이 없어 잘 몰랐다고 하면 다시 소송을 제기하여 설명을 열심히 안한 주 정부가 책임을 물어야 하는 판결을 받기도 한다.

업무 관련성 평가

업무 관련성 평가를 위한 허치슨 Marilyn K. Hutchison, 1976, 1979의 연구 지침을 소개한다.

1. 전제 조건
- 질병이 근로자가 노출된 요인이나 요인의 결과와 일치하여야 한다.
- 이러한 노출이 질병을 발현할 정도로 충분하여야 한다.
- 비직업적이기 보다 직업적이라는 증거에 무게가 있어야 한다.

2. 방법
- 질병이 있어야 하고 특이한 노출의 결과로 나타나야 한다. 의학적 평가를 위하여 개인력, 가족력 및 직업력 등을 자세히 파악하여야 한다.
- 유행적 자료를 고려한다.
- 노출의 증거를 고려한다.
- 확실한 증언을 고려한다.
- 관련된 요인들을 고려한다.
- 평가하여 결론을 도출한다.

3. 결론
- 명백하게 확정된 질병 상태를 가졌는가.
- 의심된 사람으로부터 나타난 질병을 보아 왔는가.
- 증명되어 온 요인들에 노출되었는가. 근무력, 샘플 자료, 전문가의 의견 등.
- 충분한 단계나 기간 동안 보아 왔던 노출 요인과 질병 상태의 결과를 가졌는가. 과학적인 문헌, 역학적 연구, 특별한 샘플, 작업 상태의 묘사 등.
- 비직업적 노출을 가진 사람에게 원인이 되는 요소를 배제하였는가.
- 모든 특별한 상황을 심사숙고했는가(보호 장비, 환기, 작업 안전 실무).
- 작업 상태에 의해 더욱 악화된 뚜렷한 증거나 질병 결과를 증명한 적이 있는가.

만일 위의 모든 대답이 '예'라면 업무 관련성이 있다고 판단한다. 암의 업무 관련성을 파악하기는 어렵다. 다음 일곱 가지를 고려하여 판단하지만 쉬운 일이 아니다.

1. 진단의 명확성

암 진단은 대부분 병리적 소견에 따라 이루어지므로 진단이 명확하다.

2. 발암 물질에 노출된 사실

발암 물질에 노출된 사실이 있어야 한다. 발암 물질 Carcinogens은 전문기관과 논문들을 통하여 파악할 수 있다. 실제로 발암성이 있으나 현재까지 발암성이 밝혀지지 않은 물질에 노출되어 직업성 암이 발생할 경우도 있으나 이 경우 입증이 아주 어렵다.

3. 노출된 기간

노출된 기간은 암의 잠재기를 감안하여 판단할 수 있다. 그러나 이러한 잠재기가 노출 양이 많다면 더 짧아질 수 있다는 사실을 항상 고려하여야 한다.

4. 노출된 양

노출 양을 객관적으로 입증하기는 어렵기 때문에 측정 결과가 신뢰성이 있고, 그 농도가 낮다면 확률적으로 판단하여야 한다. 암 발생은 확률적이며, 유해 물질에 의한 암은 단 하나의 세포의 변화에 의하여도 가능하기 때문이다. 원인적 확률 Probability of Causation은 여러 가지 요소를 감안하여 산출한다.

$$\text{원인적 확률} = \frac{\text{발암 물질 노출에 따른 위험}}{[\text{기본 위험} + \text{발암 물질 노출에 따른 위험(총 위험)}]}$$

방사선 노출에 의한 원인적 확률은 유해 물질의 양과 노출량, 노출 시작 연령, 성, 경과 시간, 폐암시 흡연력 등을 고려하여 산출한 후 직업병 인정에 사용하고 있다.

5. 노출이 멈춘 후 경과 기간

노출이 멈춘 후 또는 퇴직 후 언제까지 직업성 암이 발생할 수 있는지 파악하여야 한다. 연방 정부 공무원에 대하여는 퇴직 후 3년까지 보상이 이루어지는 반면 주 정부에서 운영하는 근로자 보상 제도는 주마다 서로 다르다. 정해진 기간을 넘기면 보상을 받지 못하게 되지만, 이때 보상을 받기 위해서는 다른 관련 기관에 법적 소송을 할 수밖에 없다.

6. 특이한 소견

특정 발암 물질에 노출될 경우 특이한 소견을 나타낼 수 있다. 석면 소체의 발견, 폐 조직 내 석면 물질의 증가 및 가슴막 플라크 등이 관찰되면 석면에 의한 암으로 진단할 수 있다.

7. 비직업성 원인의 가능성

비직업성 원인이 없다면 직업 관련성이 더 있다고 할 수 있다.

우리나라에도 최근 발암 물질이 광범하게 사용되어 발암 위험성을 더욱 가중시키고 있기 때문에 직업성 암이 앞으로 얼마나 발생할 지는 예측할 수 없다. 우리나라에서는 1993년 석면 분진에 의한 악성 중피종 1예가 처음으로 직업병 판정을 받았고, 1994년 12월 석면폐증에 의해 병발된 폐암으로 사망한 근로자가 직업병으로 인정받았다. 방사선에 노출된 근로자의 백혈병, 발암물질에 노출된 근로자의 폐암이 직업병으로 인정되어 직업성 암이 현실적인 문제로 떠오르고 있다. 1998년에는 솔벤트 내에 함유된 벤젠에 노출되어 발생한 골수이형성증이 직업병으로 인정되었다. 그러나 아직도 많은 사람들이 관심을 기울이지 않아 직업성 암이지만 일반 암으로 치료받고 있는 경우가 많다.

업무 관련성 사기

직업 관련성 질환이라도 보상을 받으려는 빈틈없는 의도를 가지고 거짓으로 보상을 받으면 결국 사기죄에 걸리게 된다.

우리나라에서 아직 발견된 예가 없는 것은 근로자가 거짓말을 하지 않기 때문인가, 아니면 보상금이 적기 때문인가, 발견하기 위하여 노력하지 않기 때문인가, 너무 인간적이기 때문인가. 아니면 국민의 돈이기 때문인가. 국민의 돈은 주인이 없으니까.

그러나 미국은 내부 기관이 있어서 이러한 것을 발견하여 국민의 세금이 부당하게 사용되는 것을 막기 위하여 노력하고 있다. 이러한 직업병 사기에는 보상금 청구 사기와 의학적 제공자의 사기 두 종류가 있다.

다음은 미국에서 직업병 사기로 걸린 네 가지 사례이다.

▶ **심리학자** Mr. Psychologist

허리를 다쳐 보상을 받았는데, 다른 일을 하면서 수입이 있음에도 불구하고 전혀 없다고 하여 32만 달러를 도둑질하였다고 한다.

▶ **피자 배달원** Mr. Pizza Man

자동차 사고로 부상을 입어 일을 할 수 없다고 해놓고는 피자 가게를 경영하여 돈을 벌었다.

▶ **영리한 전기공** Mr. Smart Electrician

전기공이 외상후 스트레스 질환으로 32만 달러를 보상받았다. 거짓 진술로 보상을 받았는지 체포되었고, 6개월간의 가택 구금과 2년 동안 집행유예를 선고받았다. 3만8천 달러를 변상하였다.

▶ **리무진 기사** Mr. Limousine

남편이 업무로 인하여 허리를 다쳤다고 하여 보상을 받은 부부가 거짓 진술임이 드러나 둘 다 벌금을 물고 형사 처벌을 받았다.

미국에서 돌아와 안 사실인데, 우리나라에도 비슷한 사례가 있었다. 1998년 한 여성 근로자가 허리를 삐끗하였다고 해서 산재 요양을 하고 있었지. 그런데 동료들이 이 여자는 회사에서 허리를 다친 것이 아니고, 집에서 물 양동이를 들다가 삐끗했다는 증언을 했다. 당연히 요양은 취소되었고, 부당 이익은 환수되었다.

장애 심사

1996년 미국 인구는 2억6천5백30만 명이었다. 1992년 인구는 2억2백86만 명이었고, 이 중 19.4%인 4천8백90만이 장애를 가지고 있다. 중증 장애인이 전 인구의 9.6%인 2천4백10만 명이라고 추정한다. 미국 국민 5명 중 1명이 장애를 가지고 있으므로 장애인에 대하여 남다른 관심을 가지는 것 같다.

미국은 장애인의 천국이다. 모든 기관, 시설에 장애인을 위한 시설이 있고 주차장도 늘 만원이지만 장애인 전용만 비어 있다. 지하철도 내리면 바로 엘리베이터가 있다.

미국에서 장애 심사는 아주 중요한 과정이다. 우리와 마찬가지로 대학 시절에는 별로 배우지 않아서 사회에서 연수 교육을 받아 이를 보충하는 것 같다. 여러 기관에서 연수를 받고 수료증을 얻는다. 나도 이틀간 필라델피아에서 연수를 받았다.

장애 심사 교육을 받으니 장애disability와 손상impairment의 차이부터 논하기 시작하더군.

왜 이런 교육을 받았냐고? 우리나라는 장애 심사를 너무 쉽게 한다고도 생각했고, 우리도 배상의학회가 있는데 활동이 활발하지 않은 것 같았기 때문이야.

미국에서는 연수 교육 후 시험을 보면 법적으로 효력은 없지만, 자격증을 주는데 나는 포기했다. 거의 정형외과, 신경외과 내용이어서 합격할 자신도 없었고 미국 의사 면허가 없기 때문에 자격 미달이었다.

직업병 심사는 크게 비중을 안 두고 있었다. 이런 걸 보면 미국도 멀었다는 생각이 든다. 피부병, 천식, 진폐증 등의 직업병 심사가 더 중요한 것 같은데 소홀히 하고 있었다. 나는 이런 부분을 알고 싶어 675달러나 내고 등록하였는데…. 그래도 건진 것은 있다.

우리나라에서는 교육 없이 바로 실전에 임하니 얼마나 불확실하겠어. 내가 교육을 받은 또 다른 이유는 나이도 있고 하니 지금까지 하던 일을 잘해 나가는 방향으로 배우자고 생각하였거든. 1년 내 새로운 것은 배우기 어려울 것 같기도 하여 이런 판단을 한 거지.

미국은 여러 학술단체에서 이러한 연수 교육을 실시하고 자격증을 준다. 교육 기관의 교육 내용은 인터넷에 들어가면 알 수 있다. 우리나라에서도 산업의학회에서 이러한 교육을 전문적으로 실시하면 어떨까? 전에 학회에서 몇 시간 실시하는 것 같던데. 우리나라는 민원이 야기되어 장애 심사를 단순화하려는 경향이 있지만, 미국은 이를 엄밀하게 구별하기 위하여 노력한다. 우리나라는 장애 등급을 일본과 같은 14등급 체계를 사용하는데 미국은 더 세부적으로 100%로 산출하여, 10% 단위로 단계화하고 있다.

미국 직업환경학술회의 ACOEM, 미국 장애평가의사협회 AADEF, 미국 신체의학과재활협회 AAPM&R, 미국 독립 심사 기관 ABIME 등이 각 기관별로 협력해서 일하는 것 같고 모든 분야의 의사가 참여하고 있었다. 이러한 일에 의사들은 스스로 표준화를 이루어 가야 할 것이다.

나도 장애 심사를 한 적이 있는데 정형외과 분야도 했다. 얼마나 한심해. 교육도 받은 적이 없었는데. 정형외과 의사가 직업병을 판정하면 한심하겠지. 그래서 미국의학협회에서 교육을 받았지만 많은 실전이 필요하다. 정신과 영역이 중요하다는 것을 실감했다. 우리는 정신과 장애 판정에 대하여도 적당히 하는 것 같다. 자동차 사고, 산업 재해 등에서 장애 심사가 중요해지므로 우리나라에서도 이를 객관화하기 위한 의사 스스로의 노력이 필요하다.

음낭암

1775년 런던에 거주하던 의사 포트는 굴뚝 청소부가 성인이 되면 음낭암의 발생률이 높아진다고 보고한다. 그 원인은 석탄재인 검댕 콜타르에 지속적으로 접촉해서 발생한다는 것이다. 이는 업무 관련성 암의 세계적 첫 사례이며, 암의 발생 원인에 대한 과학적인 증거의 기초가 되었다. 그 후 굴뚝 청소부 노동조합에서 작업 후 목욕할 것을 권유하여 음낭암의 발생이 감소한다. 1915년 두 명의 일본 연구자가 실험동물의 피부에 콜타르를 발라 종양을 유발시켜 이러한 사실을 증명하였다. 1920년에도 이러한 연구를 뒷받침하기 위하여 토끼 귀에 구멍을 뚫고 콜타르를 발랐더니 종양이 더 빨리 유발되었다. 유도제와 촉진제가 암 발생의 원인일 수 있다고 생각하게 된다.

왁스와 양초를 제조하는 정유공장의 근로자에게서 음낭암이 발생한다. 대부분 외국 출신이었다. 1947년 공장 의사는 두 사람이 음낭암에 걸린 것을 발견하고 2천5백 명의 근로자를 대상으로 조사를 수행한다. 먼저 왁스 제조공정을 관찰한다. 모든 근로자의 의학적 기록을 관찰하여 1937년부터 1956년까지 11명의 음낭암 환자를 확인한다. 이들은 모두 82명의 왁스 인쇄공 중에서 발생한다. 회사는 적극적으로 근로자 보호 및 검사를 수행하여 독성 연구를 확장시키는 계기가 되었다.

석면

석면에 의한 건강 장애는 석면 사용과 연관이 있을 것이다. 1857년부터 1880년까지 석면은 천장이나 틈 메우는 곳에 사용되었고 1866

년 절연체로 개발되었다. 그러나 석면 사용과 관련되어 석면 근로자의 폐섬유증이 발표되었다. 1906년 몬타규-뮤레이가 부검의 사례에서 폐섬유증을 최초로 보고하였고, 1924년과 1927년 쿠크와 그의 동료가 폐섬유화 병변을 보고하면서 '석면폐 Asbestosis'라는 용어를 사용하였다. 1935년에는 폐암을 관찰하기 시작하였고, 1947년 첫 중피종 사례를 관찰하였다. 1941년 초 과학자들은 폐암이 석면에 의한다고 추정하였는데 그 이유는 1) 석면 취급 근로자의 부검에서 12-20% 폐암이 관찰되었고 2) 석면 근로자 폐암은 다른 폐암에 비하여 연령이 젊으며 3) 주로 하엽에서 발견되었기 때문이다.

이러한 과정을 통해 폐암과 중피종이 석면에 의한 것이라고 추정하게 되었다. 석면과 폐암, 중피종과의 관련성을 알기 위하여 감염병에서 사용한 모델을 사용하였다.

질병의 원인은 조직 내에서 발견되어야 한다. 분진 노출 여부도 분진이 조직에서 발견되어야 한다. 그러나 분진은 조직 내에서 사라질 수 있다.

셀리코프는 원인과의 관련성을 추론하기 위한 방법을 제시하였다.

1. 노출과 질병은 통계적으로 유의하여야 한다.
2. 노출량의 증가에 따라 질병 정도가 심하여야 한다.
3. 원인물질이나 대사물이 조직 내에서 발견되고, 비노출군보다 많아야 한다.
4. 동물실험에서 발견된 병리적 병변과 유사하여야 하지만 필수 조건은 아니다.
5. 초기 질병의 발현 증상이 의심되는 물질에 의할 가능성이 높아야 한다.

그 뒤 흡연자는 석면과 흡연의 상승 효과로 더 많은 암이 발생한다는 것이 밝혀졌고 흡연자라도 석면 취급자에게서 발생한 폐암은 보상되었다. 1973년 텍사스 주 만빌리 회사의 근로자인 보렐은 중피종을 보상하라며 자신이 근무하지 않았던 석면 제조회사를 상대로 소송을 제기한다. 석면을 다루는데 위험 경고를 하지 않아 발생하였으므로 당연히 석면을 제조한 회사가 책임이 있다는 주장이었다. 이에 법정은 회사에서 석면이 포함된 물질의 위험성을 알면서도 제조하였는지를 가려내게 된다. 법원은 1920년 영국의 첫 보고를 포함한 의학적인 지식을 검토하고 제조물 책임법products liability을 적용한다. 법원이 이때 제조물 책임법을 직업병 보상에 처음 적용했는데 위험 물질을 취급하는 경우에 제조회사는 근로자, 소비자 등 모든 사용자에게 이를 알려야 하는 의무를 가지고 있는데, 회사가 이를 알리지 않았다며 회사 패소 판정을 내린다. 1982년 회사는 파산을 선언하고 이에 따라 1만7천 명의 생산직 근로자의 법적 소송은 일시적으로 중지된다. 그 후 회사는 3만 건의 석면 질환 소송과 앞으로 질병이 발생할 가능성이 있는 근로자에 대하여 보상을 실시하기로 하였다.

석면 사용과 관련된 다른 예로 1973년까지 석면은 화재 예방 목적으로 학교에서 사용되었지만 환경청은 석면 사용을 금지한다. 1980년 학교에서 석면을 없애기로

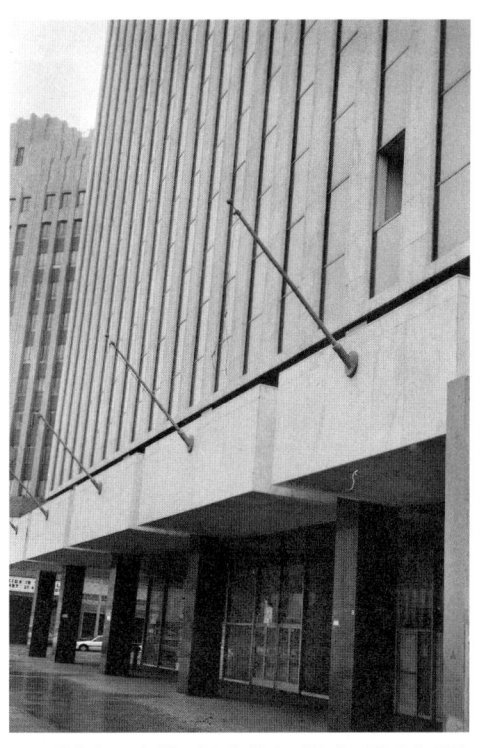

로스엔젤레스 시 한 건물이 석면 때문에 사용되지 못하고 비어 있다.

결정하였지만 대부분 학교는 석면 농도가 극히 낮았다고 한다. 10년 노출 시 평생 10만 명 중 1명이 사망할 가능성보다 낮은데도 1990년까지 60억 달러의 돈을 소비하면서 학교에서 석면을 제거하였다. 그러나 많은 전문가는 석면 제거가 오히려 공기 중의 석면을 증가시켜 어린이들에게 더 위험성을 초래하였다고 지적하였고, 석면 제거 경비를 교육 발전에 사용하는 것이 더 바람직하였다는 의견을 제시하였다. 석면을 제거하지 못한 건물은 빈 건물로 놔둔 채 사용하지 못하게 하였다. 로스엔젤레스 시 한인타운의 10층 높이의 건물이 석면을 제거하지 않아 사용을 하지 못하고 있는 것을 목격한 적이 있다. 제거 비용이 건물 사용료보다 더 들어 사용을 포기하였다고 한다.

라듐 도장공
Radium Dial Painters

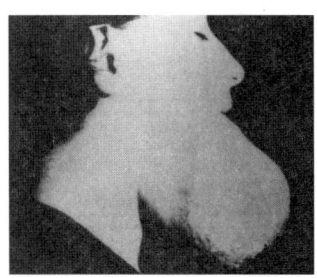

라듐 도장공들에게 발생한 라듐 턱.

1920년대 젊은 부인들이 원인도 모르게 죽어 갔다. 이들은 과거 뉴저지 주에서 다이알 도장공 dial painters으로 라듐을 칠하는 공장에 근무하였다는 사실을 제외하고는 공통점이 없었다. 이들은 대부분 라듐 다이알이 많이 필요한 제1차 세계대전 때 일한 근로자들이었다. 공장을 그만둔 지 몇 년이 경과하여 빈혈과 골절 및 치아와 턱에 이상이 생기고 치아가 망가졌고, 발치하면 더 악화되어 치과의사가 치료를 포기할 정도였다. 어떤 의사가 직업과 관련이 있다고 생각하여 백인 white phosphorus 중독을 의심하지만 그 공장은 그런 물질을 취급한 적이 없었다. 1924년 치과의사가 이러한 상황을

'라듐 턱 Radium Jaw'이라고 진단했으며, 1925년 호프만이 미국 의학협회에서 '라듐 괴사 Radium Necrosis'라고 발표한다. 법의학자인 마틀랜드는 여러 해에 걸친 연구를 통하여 라듐과 관련되었을 가능성이 크다고 생각한다. 사체에서 라듐 양을 측정한 결과 비장과 뼈에서 높게 나타난다는 사실을 밝혀내고 1925년 12월 미국 의학협회지에 발표한다.

근로자들은 회사에 도움을 요청하지만 회사는 근거가 없다고 인정하지 않았으며, 심지어 사장은 발표를 저지하며 히스테리라고 한다. 산업재해 보상을 신청하지만, 뉴저지 주법을 적용할 경우 퇴직 후 2년이 지나면 보상이 불가능하기 때문에 5명의 근로자들은 라듐 협동조합을 대상으로 소송을 하여 1928년 보상을 받는다. 1920년대부터 시작되어 1988년까지 112명의 라듐 도장공이 사망하였다.

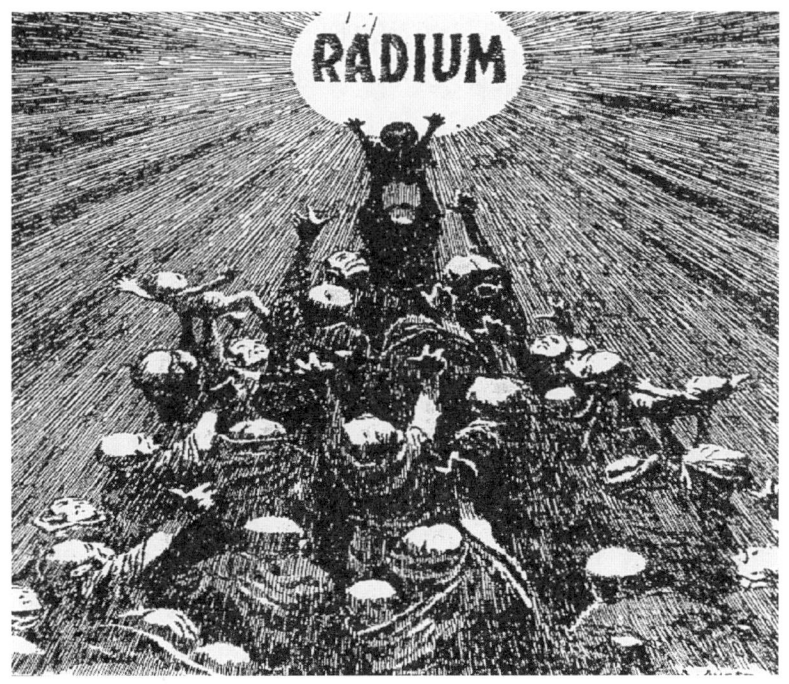

라듐이 처음 발견되었을 때 인류의 희망으로 묘사한 삽화.
1920년대부터 1988년까지 라듐으로 112명의 도장공이 사망하였다.

염료 공업과 방광암

1895년 독일 외과의사인 렌은 아닐린 염료 생산공장의 근로자 45명 중 3명에서 방광암이 발생하여, 아닐린 염료에 함유된 방향성 아민 aromatic amines에 의하여 방광암이 발생하였을 가능성을 시사하였으나 바로 다른 의사에 의해 반박되었다. 그 뒤 계속 발생이 보고되었고 다른 나라에서도 사례가 나타났다.

1913년 학계는 원인적 관련성이 있다고 인정하고, 1921년 국제노동기구의 조사로 벤지딘과 베타나프틸아민이 원인 물질이라고 발표하였다. 1925년 독일과 스위스는 염료 취급 근로자에게서 발생하는 방광암을 보상 질환으로 정하고, 스위스는 1938년, 영국은 1952년에 베타나프틸아민 생산을 금지하였다.

미국에서는 1919년 베타나프틸아민을 이용한 염료 제조를 시작한다. 1932년 듀폰사에 근무하던 의사가 근로자에게서 첫 방광암 사례를 발견한다. 듀폰에 근무하고 있던 책임 의사인 게르만은 1933년 27건의 방광암 사례를 학계에 보고한다. 1938년에는 베타나프틸아민이 동물 실험에서 발암성이 입증된다. 처음부터 베타나프틸라민의 제조를 시작한 근로자에게서 1947년 모두 방광암이 발생한다. 1951년 베타나프틸아민을 이용한 염료 제조가 금지된다. 이 과정에서 듀폰사는 자체 고용한 독성학자로 하여금 단지 네 마리 개를 대상으로 벤지딘에 대한 동물 실험을 실시하게 하였다. 그 결과 방광암이 발생하지 않자 벤지딘은 안전하다고 주장하며, 벤지딘을 이용한 염료 제조를 계속한다. 그러나 계속되는 사회적 압력과 직업병 발생에 의한 경비가 증가하자 1974-1979년 사이 9개의 벤지딘을 이용한 염료 제조회사 중에서 8개를 개발도상국으로 옮긴다. 듀폰사는 1981

년 근로자에게서 316예의 방광암이 발생하였다고 발표한다.

1988년 석유, 화학, 원자력분야의 근로자연합은 미국 산업안전보건연구원에 톨루이딘에 의한 방광암을 조사해 달라고 의뢰한다. 1,749명의 근로자 중에서 13예 기대치:3.6예의 방광암을 관찰한다.

비닐클로라이드

1974년 1월 22일 굳리치사는 켄터키 주 루이스빌 내 공장에서 일하는 세 명의 근로자가 간 혈관육종 Angiosarcoma으로 사망한 사실을 알게 되었다. 이 질환은 극히 희귀하고 치료가 불가능한 암이며, 5년 전에도 같은 질환으로 사망한 한 사례가 있었다. 질병의 원인이 비닐클로라이드라고 추정하였다. 다른 공장에서도 같은 사례가 발생했고 1970년 이후 동물 실험에서 다양한 암을 유발한다는 보고를 통하여 인과 관계를 확신하였다.

간 혈관육종 발생 수는 1974년 7월까지 미국 비닐클로라이드 VC, 폴리비닐클로라이드 PVC 근로자에게서 13예가 나타났고 한 달 후 전 세계적으로 총 25예, 1975년 6월까지 38예, 1976년 12월까지 51예, 1978년 봄까지 적어도 68예가 알려지게 되었다. 미국 산업안전보건청과 환경청, 식품의약품안전국은 비닐클로라이드에 대한 법령 제정 및 예방 조치를 신속하게 진행한다.

다이브로모클로로프로판
Dibromochloropropane

다이브로모클로로프로판은 농업에서 기생충인 선충류를 박멸

하는데 사용하는 약이다. 1956년 초 제조회사인 쉘Shell Chemical Company은 동물 실험에서 남성 생식기에 해를 줄 수도 있다고 경고하였다. 그러나 인체에 대한 부작용을 파악하지 못했고 제조 과정에서 사용하였지만 감시 체계는 없었다. 1977년 7월, 회사에서 다이브로모클로로프로판을 취급하는 2명의 직원이 자식이 없다고 서로 한탄을 하다가 같이 일하는 다른 사람도 자식이 없다는 사실을 알게 된다. 고용인에게 이러한 사실을 조사해 달라고 의뢰한다. 조사 결과 같은 작업을 시작하면 두 달 안에 정자수가 유의하게 감소했다. 고용주와 회사의 담당 의사도 모르는 사실을 비전문가가 알아낸 결과이다. 그후 실험 동물에서 발암성이 증명된 물질을 사용할 때는 감시 체계를 철저히 하게 된다.

우리나라에서도 이와 비슷한 2-브로모프로판에 노출된 근로자 중에서 혈액 및 생식기계 장애가 발생하였다. 2-브로모프로판은 전자부품을 세척하는데 사용되는 유기용제로 1995년 7월 한 전자 부품 회사의 간호사인 보건 관리자가 1994년 일본에서 도입된 '솔벤트 5200'이라는 새로운 물질을 취급하는 부서의 근로자에게서 생리 중단, 생식기능 장애가 집단적으로 발생한 것을 알게 된다. 8월, 11명은 월경이 중단되고 2명은 재생불량성 빈혈로 입원하였다. 한국 산업보건연구원의 역학 조사 결과 33명 중 23명이 생식기능 저하증이 있는 것으로 확인되었다. 2-브로모프로판이 생리 중단, 빈혈, 불임 등을 유발시키는 것임을 세계 최초로 우리나라에서 확인한 것이다.

또 다른 비전문가에 의하여 밝혀진 사례를 소개하면, 1977년 미국 미시간 주 플린트 제너럴모터스에서 일하는 근로자인 32세의 미쳴 베넷은 같이 근무하고 있는 동료들이 암으로 많이 죽는 것 같다고 생각한다. 2년간 미국 국가 암 사망률과 자신의 동료를 비교하여 비례 사망비 proportional mortality ratio 지표를 구한다. 그 지표를 통해 동료 중 5년간 사망자가 225명인데 이 중 암에 의한 사망자가 82명 36.4%이라는 사실을 발견한다. 미국 전체의 확률은 20%인데, 82명 중 특히 폐암이 미국 전체 발생률의 2배가 발생했다는 사실도 밝혀낸다. 특히 백인 여자에게서 3.5배나 된다는 사실도 알게 되었다. 무슨 원인에 의하여 암 발생이 증가하였는지 모르지만 훈련도 받지 않은 사람에 의하여 역학적 분석이 이루어진 쾌거이다. 그는 1981년 미시간 주 시민상을 수상했다.

한국에서 이런 일이 생길 수 있을까. 기본적으로 현재 암 발생 자료가 정확히 밝혀지지 않아 가능하지 않을 수 있다. 일부 지역의 자료를 전체와 비교하였고, 발암 물질도 밝히지 않고 이런 것을 발표하였다고 비웃겠지. 신문에는 몇 번 나겠지만 기자도 믿지는 않으면서 기사감은 된다고 생각하겠지.

방사선 취급 의사와 백혈병

1800년대부터 의료 분야에서 방사선이 사용되었지만 방사선 의사는 주의를 하지 않았다. 빈번히 손이나 몸이 방사선에 노출되어 피부병을 앓게 되면서부터 방사선이 주의해야 할 유해물질임을 알게 되었다. 1975년 존스홉킨스대 보건대학원에서 실시한 의사들의 사망 실태 비교자료에 따르면 방사선 취급 의사가 백혈병으로 사망한 비율이 높았고 경력이 많을수록 더 많이 사망하였다. 1953년 영국의 조사에 의하면 강직척추염 Ankylosing Spondylitis으로 방사선 치료를 받은 경우 백혈병이 더 많이 발생하였고, 치료 후 5-10년 사이에 발병하였다. 1989년 캐나다 역학자는 결핵 요양소에서 방사선 치료를 받은 환자에게서 유방암이 더 많이 발생한다는 사실을 밝혀냈다.

유방암을 조기 진단하기 위한 유방 조영술을 사용하는 경우는 어떻게 될까?

트럭 운전사

미국은 트럭 운전사가 방광염에 많이 걸린다고 한다. 대부분 트럭 운전사는 남자인데 그 이유가 무엇일까. 트럭을 몰다 보면 소변 볼 곳이 없어서 참다 보니 그렇게 된다고 한다. 트럭에서 나오는 매연 때문에 방광암도 많다고 한다.

이런 생각도 든다. 방광암도 방광염에 의한 감염성 질환이 아닐까? 그래서 미국 트럭 운전사에게서 방광암이 더 많은 것은 아닌지. 우리나라 트럭 운전사에게도 방광암이 더 많을까?

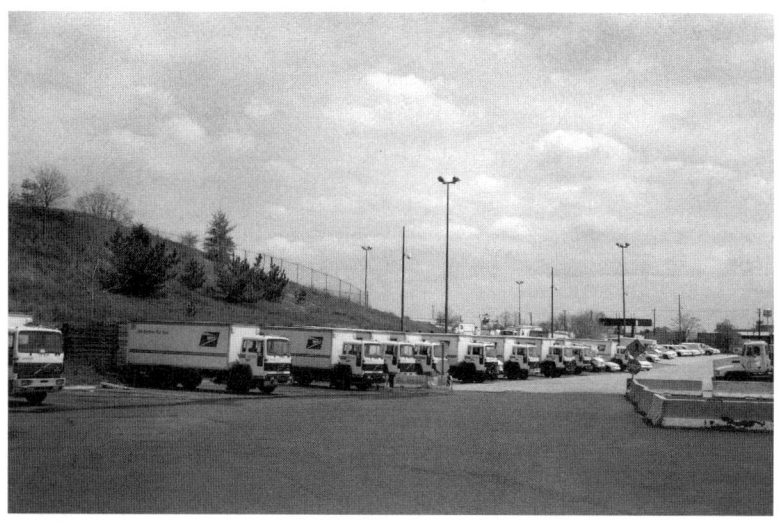

트럭 운전사는 장시간 소변을 참거나 매연 때문에 방광암에 걸릴 가능성이 높을까?

미국에서는 트럭 운전사에 대한 약물 및 알코올 검사가 철저하다. 교통 사고의 원인이 되니까. 트럭 운전사는 교통부의 법률에 따라 주기적으로 또는 사고가 발생하면 수시로 약물 검사를 받아야 한다. 약물 검사는 자격이 있는 실험실에서 수행하며, 마리화나 대사산물, 동물 마취제 펜시이클리딘- PCP, 코카인 대사 산물, 아편 대사 산물과 알코올 검사를 실시한다. 선별검사에서 양성으로 나오거나 필요시 확진 검사를 실시한다. 양성인 경우 담당의사가 면담하여 감기약 등을 복용하였는지 파악한다. 흥분 상태를 유발하기 위하여 약물을 복용하였다고 판단되면 작업을 중지하고 근로자 지원 프로그램에 따라 교육을 받게 하고 정상으로 돌아오면 작업에 복귀하도록 한다. 또는 고용주가 필요하다고 생각하면 근무시 검사를 위한 응급 건강 검사를 실시한다. 이러한 검사는 근로자를 위하는 동시에 사고를 예방하기 위한 조치이다. 미국에서 트럭 운전사에게 생기는 요통은 당연한 직업병으로 취급되고 있다. 우리나라도 트럭 운전사에게서 발생하는 요통은 직업병으로 인정이 가능할 것이다.

우리나라에서는 트럭 운전사가 졸음 운전을 하거나 밤낮 없이 음주 운전을 한다는 이야기, 트럭 운전사를 사냥하는 꽃뱀 이야기를 들은 적이 있다. 그렇다면 트럭 운전사는 많은 사고를 일으켜 남을 상하게 하고 자신도 다칠 것 같다. 교통사고를 줄이고 이들의 건강 관리를 위하여 노력하여야겠지. 아니 우선 이들이 어느 정도 위험에 노출되어 있는지 확인하는 것이 필요하다. 교통사고의 원인 조사에 이런 문제가 어느 정도 기여하는지 알고 싶은데, 가능할까?

소방관 및 경찰

소방관도 유해 물질에 노출된다. 우리나라에서도 이들의 혈중 유해 물질을 측정한 조사가 발표된 적이 있는 것 같다. 미국에서도 많은 조사가 이루어지고 있다. 경찰도 유해 물질에 노출된다. 사격을 할 때 소음과 납에 노출된다.

1. 산불 진압 시 건강 장애와 유해 요인

미국 산업안전보건연구원은 1990년 8월 세 군데 소방서를 대상으로 소방관에 대한 산업 위생과 의학적 분야에 대한 연구를 시행하였다. 산업 위생 연구에서는 소방관들에게서 일산화탄소, 이산화황, 이산화질소, 호흡성 분진, 방향족 탄화수소, 휘발성 유기화합물, 알데히드 및 산 가스 등에 대한 노출 정도를 측정하였다. 또한 소방관들이 산불 진압 시 사용하는 호흡 보호구의 일종인 스카프의 표본을 채취하여 직물의 구멍 크기를 측정하였다. 의학적 연구에는 일산화탄소 혈색소 carboxyhemoglobin, COHb를 측정하기 위해 호기 공기에서 일산화탄소를 측정하였고, 자극 증상, 호흡기, 신경계 증상 등에 대해 조사하였다.

미국 산업안전보건연구원은 산불에서 일산화탄소와 이산화황에 대한 노출이 상당한 건강 위해가 있다고 결론 내렸다. 소방관들에게 호흡 보호구를 착용하게 하고, 산불 진화가 폐기능에 어떠한 영향을 미치는지에 대한 감시 프로그램을 운영할 것을 권고하였다.

2. 권총 사격 훈련 시 유해 요인

1991년 7월 미국 연방수사국 FBI은 미국 산업안전보건연구원에 건강 위해성 평가를 의뢰했다. 평가의 대상은 사격 훈련과 관련된 사격장 주변에서 일하는 여러 직종 종사자들의 납 노출에 대한 것이었다. 추가로 집까지 납을 운반하게 되어 가정에서도 노출될 수 있는 납에 대한 평가도 요청하였고, 근로자들의 소음성 난청에 대해서도 측정하도록 했다.

조사 당시 사격장 주위에는 짧은 기간 동안에 흡입을 통해 납이 과도하게 노출되어 건강 위해성이 있었다. 사격장 주위에는 바람의 방향에 따라 납의 노출 정도가 달랐다. 더불어 사격 교관들의 집에서도 납 노출이 관찰되었다. 또한 소음성 난청에 대한 위험도 존재하였다. 미국 산업안전보건연구원은 귀 보호구를 착용하게 하고, 배기 시스템을 고치도록 권고하였다.

코크스 오븐 방출물

코크스 오븐 방출물 COE은 암, 특히 폐암을 일으킨다. 제철소에는 코크스로가 있어서 노출되는 사람이 있다. 내가 포항에 근무하고 있을 때, 제철산업은 발암 물질에 많이 노출되므로 제철소에서 암 환자가 있을 것이라고 생각하였다. 과거 서울대 보건대학원에서 제철소에 대한 역학조사를 실시하였는데, 작업 환경에서 코크스 오븐 방출물이 높게 나왔다. 그래서 언젠가 암이 발생할 수도 있겠구나 하고 생각하였지만 내가 발견하기는 쉽지 않으며 발견할 방법이 거의 없을 것이라고 여겼다.

제철소에서 발생한 첫 번째 암은 벤젠에 의한 백혈병으로 법정에서 인정을 받았다. 두 번째는 석면에 의한 폐암으로 1996년 내가 근로복지공단에 있으면서 심사해서 인정을 받았다. 석면에 의한 폐암은 그것이 우리나라의 첫 사례가 아니다. 석면에 의한 중피종이 1999년 초 제철소 내 협력업체에서 발생하여 인정되었다.

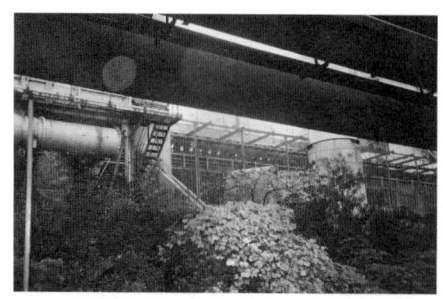
일본 코크스로

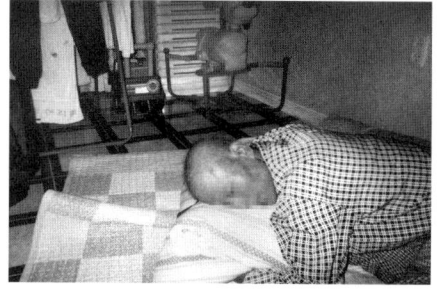
코크스 오븐 방출물에 의해 폐암에 걸린 환자.

1999년 8월 중순경 모기업을 방문했는데 그 회사의 안전 관리자가 폐암 문제를 상담하였다. 자기 아버지가 폐암에 걸렸다고 했다. 제철소에서 근무한 적이 있느냐고 물었더니 있었다고 하였고, 코크스로에서 근무한 적이 있느냐고 물었지만 아들은 잘 모르고 있었다. 그래서 집에 전화를 걸어서 물어보았더니 코크스로에서 근무한 적이 있었다. 10여 년간 찾고 있던 코크스 오븐 방출물에 의한 폐암을 우연히 만나게 된 순간이었다.

현대 중앙병원에서 진단을 받았기 때문에 진단서를 가지고 포항병원으로 오라고 하였다. 그가 오자마자 내가 진단서를 작성하였다. 직업성 폐암 의심이라고. 1999년 11월 직업병 심의위원회에서 코크스 오븐 방출물에 의하여 직업성 폐암으로 인정을 받은 첫 사례이다.

그 상담자는 많은 보상을 받았을 것이다. 정말 나를 잘 만난 것이지. 근무지에서 안전관리자로 일하는 사람이 자기 아버지가 직업성 암인 줄도 모르고 있으니, 직업병에 대한 교육이 절실하다. 너무 쉽다고? 그래도 10년을 기다려 왔는데. 이렇게 기회를 기다리면 그 병을 만날 수 있다. 아니 나는 운이 좋아서 많이 만났다. 어떻게 하면 되냐고? 열심히 그것에 대하여 생각하고 반드시 기회가 온다는 것을 확신하면 만날 수 있을 것이다. 너무 많은 지식을 가지면 안 되는 것 같다(?). 단지 자기를 버리고 무심의 상태에서 국민을 진정으로 위한다는 일념으로 생각하면 만나게 되는 것 같다.

포항에서도 직업성 암이 많이 발생하고 있다. 암 환자를 보면 직업력을 자세히 물어 봐야하겠지. 포항에서 발생한 직업성 암 사례들을 몇 가지 알려 주지.

사례 1

1994년경 제철소 근로자에게서 백혈병이 발생, 산업보건연구원에서 역학조사를 실시하여 관련성이 부정되었으나, 법정에서 벤젠과의 관련성이 인정되었다.

사례 2

1996년 4월 근로복지공단은 17년간 제철소에서 근무하면서 10여 년간 석면을 직접 취급하여 온 근로자에게서 발생한 폐암을 직업성 암으로 인정하였다.

사례 3

1999년 봄 제철소 협력업체인 모기업에서 18년간 안전관리자로 석면포의 성능시험을 실시해 온 근로자에게 발병한 중피종이 직업병 암으로 인정되었다.

사례 4

1999년 여름 모산업에서 특수용접을 행해온 용접공에게서 발생한 폐암이 직업성 암으로 인정되었다. 우리나라 처음으로 특수용접공이 인정된 사례이다.

사례 5

1999년 가을 제철소 협력업체에서 21년간 코크스 오븐 내의 축조 및 보수 작업을 실시해 온 사람에게 발생한 폐암이 직업병 암으로 인정되었다. 우리나라 최초의 코크스 오븐 방출물에 의한 암 사례이다.

실리카
Silica

실리카도 암과 만성신부전을 일으킨다. 1998년 우리나라에서 실시한 연구의 결과로, 탄광부에서 10년 이상 근무해서 발생하는 모든 폐암은 직업성 암으로 인정되고 있다.

우리나라 탄광은 실리카 함유량이 높기 때문일까?

실리카는 포항 공단에 많다. 제철 산업에는 실리카가 발생하므로 포항 지역의 근로자에게서 발생하는 암, 만성신부전은 직업과의 관련성도 반드시 생각하여야 한다. 이런 사고는 환경성 암까지 확대될 수 있다. 포항 공단의 실리카와 각종 유해 물질은 포항 지역에도 영향을 미치니까, 즉 포항 지역 주민은 환경성 암을 앓을 가능성이 높다. 이것도 조사하여야 하겠는데 조사가 쉽지 않다. 지금 시작해도 10년 이상 걸린다. 그래도 시작하여야 한다.

유해 물질에 의한 만성신부전

만성신부전은 유해 물질에 의하여 발생할 수 있다. 우리나라는 1999년 11월에 납과 실리카에 의한, 2000년 6월에 크롬에 의한 만성신부전이 직업병으로 인정되었다. 전기 통신원이 납에 장기 노출되어 발병한 만성신부전으로 법원에서 보상을 받았다는 신문기사를 본

적이 있다. 실리카와 크롬은 아래에 논의된 사례가 인정되었다. 이제는 만성신부전을 보면 직업병이 아닌지 의심하여야 한다. 의료비 지출이 많은 병인데 직업병으로 처리되면 환자들에게는 큰 도움이 될 것이다. 우리나라에는 만성신부전을 앓고 있는 사람이 많다. 이들에 대한 조사를 하여 직업적으로 발생한 만성신부전이 직업병으로 보상이 이루어질 수 있도록 하여야 한다.

1991년 세계보건기구에서 나온 『화학물질 노출과 관련된 신독성의 평가를 위한 환경보건 표준 119 원리와 방법』이라는 책이 있지. 여기에 만성신부전을 일으키는 화학 물질이 소개되어 있다.

1. 화학물질 : 에틸렌글리콜, 탄화수소 휘발유, 클로로포름, 할로겐 알켄, 신독성 함유 탄화수소, 제초제 등 유기 화학물과 용제
2. 진균류
3. 실리콘
4. 금속류 : 연, 카드뮴, 수은, 금, 창연 bismuth, 우라늄, 크롬, 비소, 게르마늄 등

미국에서 돌아온 후 2003년 동국대 의대 예방의학교실에서 포항 및 경주 지역의 만성신부전 환자들의 업무 관련성에 대해 조사하였다. 4개 종합병원의 만성신부전 환자의 업무 관련성에 대해서 조사하였고, 「일부 지역 만성신부전 환자들의 업무 관련성에 관한 연구」라는 제목으로 논문도 발표하였다.

다음은 우리나라 산업안전보건연구원의 직업병 심의위원회에서 논의되었던 만성신부전에 대한 두 사례이다.

사례 1
모 중공업 주물공장 근로자에게서 발생한 만성신부전(1999년)
모 중공업 주물공장에서 5년간 주조 설비 보수 업무를 수행하고,

동 공장의 폐수 처리장에서 4년간 근무한 34세 남자 근로자에게서 만성신부전이 발생하였다. 이 근로자는 입사 당시 23세로, 고혈압, 당뇨 같은 만성 질환도 없었고, 신기능 검사도 정상이었는데, 주물 공장에 근무한 지 2년 8개월 후에 단백뇨 소견이 나타나 지속되다가, 3년 후 고혈압 소견이 나타났고, 또 3년 뒤인 32세에 말기신부전 진단을 받았다. 이 근로자는 어릴 때 상기도 감염에 이은 급성 사구체신염을 앓은 병력도 없다고 한다. 담당의사인 신장내과 전문의에 의하면 이 근로자에게서 발생된 만성신부전은 발생 당시의 양상 및 경과 기간으로 볼 때 당뇨나 고혈압, 감염성 신질환 등 다른 요인에 의해 발생된 것으로는 보기 어렵다고 하였다.

이 근로자는 주물공장 근무 당시 27종 82개 설비를 맡아 일간, 주간, 월간 정비를 12시간 2교대 근무 형태로 수행해 왔으며, 그 당시 작업 환경 측정에서는 분진이 노출 기준을 자주 초과했었다. 그때 이 공장의 주물사는 제강용 주물에 사용되는 제품으로 97% 이상의 실리카로 구성되어 있었다. 폐수 처리장의 업무는 옥외에서 이루어지며, 신부전 유발 물질에 노출될 위험이 크지 않았다. 이 공장 근로자들의 과거 특수 건강진단 기록을 검토한 결과, 소변 중 단백뇨나 혈뇨 소견이 다른 공장보다 주물공장에서 다소 많았으며, 연령이 더 낮고, 입사 후 단백뇨나 혈뇨 발생 기간도 짧았다. 실리카에 노출되는 요업, 주물업, 내화벽돌 제조, 탄광 근로자에게서 만성신부전 증례 보고가 다수 있으며, 실리카 노출군은 만성신부전 발병률이 높았다고 한다.

사례 2
근로자에게 발생한 만성신부전증의 업무관련성 여부(2000년)

이모(남, 48)씨는 1970년에 사카린을 제조하는 회사에 입사하여 사카린 제조공정의 전해실에 근무하던 중, 1974년 건강 진단에서 요

단백이 나왔고, 1981년에는 고혈압 증상이 나타났으며, 1998년에 만성신부전으로 진단을 받아 복막투석중이다.

K사는 1970년부터 무수크롬산 CrO3, 톨루엔 술폰아미드 o-toluenesulfonamide=OTSA, 황산, 수산화나트륨 등을 이용하여 전기 분해, 탈수 등의 공정을 거쳐 사카린을 생산하였다. 이씨는 1970-88년까지 K사에 근무하였는데, 1971-72년에는 재래식 전기 분해실에서 근무하였고, 1972-76년까지는 산화 반응실에서 근무하였으며, 나머지 퇴사하기 전까지는 생산 관리부에서 근무하였다. 전기 분해실과 산화 반응실에서는 원료를 투입하고 점검하는 일을 하였으며, 주로 황산, 크롬에 노출되었다. K사의 사카린 공정은 1999년 7월 폐쇄되었다.

작업 환경 측정 자료에 의하면 1995년에는 작업장의 크롬과 황산이 노출 기준을 초과하였으며, 1996년 이후에는 노출 기준 이하로 나타났다. 이씨가 근무하던 당시에는 작업 환경 측정을 하지 않았으며, 이씨의 진술에 의하면 이씨가 근무할 당시 전기 분해실과 산화 반응실은 방독면을 착용하지 않고는 들어갈 수 없을 정도로 황산과 크롬 등의 화학 물질이 자욱했다고 한다.

이씨는 어릴 때 사구체신염을 앓은 기억은 없으며, 발병 이전에 다른 신장 질환을 앓은 적도 없다고 한다. 기타 다른 질병을 앓거나 앓은 적은 없었다. 신질환을 앓고 있는 가족도 없었다.

직업병 발견

우리나라에서는 직업병 발견을 위하여 특수 검진을 한다. 그러나 하루에 200명씩 특수 건강 진단을 하면서 직업병을 발견하기는 쉽지 않다.

건강 진단에서 천식 환자를 보았다. 어떻게 하지? 직업병임을 확인하고 치료받으라고 일하는 사람을 입원시켜? 그것은 어려운 일이다. 그가 증세가 심해져 환자로 입원하였을 때 밝혀내는 것이 더 현실적인지 모른다. 그래서 나는 이렇게 이야기한다. "당신 병은 직업병일지도 모르니 만약 입원하거나 치료를 받게 되면 연락해라. 직업병 여부를 밝혀내는데 도움을 주겠다." 산업의학 전문의는 건강 진단을 통해 크게 문제되는 사람이 없다는 사실을 확인한다고 할까?

직업병 환자를 발견하기 위해서는 임상의사가 더 중요하다. 임상의사는 환자를 보면서 직업병 여부를 확인해야 한다. 나는 수업시간마다 이 이야기를 강조하였다. 지금까지 세 명이 나에게 자기 환자에 대하여 상담을 해 왔다. 인턴이 응급실에 일산화탄소 중독 환자가 와서 도움을 청했었다. 사실 내가 잘 도와주지 못한 것 같다. 이건 급성 중독이고, 이미 많은 사례가 보고되어 논문감이 안 된다고 생각하였다. 그러나 모든 상담 건에 대하여 좀더 진지해져야 하겠지. 내과 레지던트 1년차가 독성 물질과 간장 질환에 대하여 의심하여 상담을 해 왔었다. 열심히 설명하는 병력을 들어 보니 독성 간장 질환인 것 같아 좋아하였다. 그런데 B형 간염 항원이 양성이었다. 상황이 그냥 종결되었지만 그래도 나에게 상담을 해 주어서 정말 고마웠다. 내과 레지던트 1년차가 20세 여자 환자가 한약을 먹고 연중독이 되어 치료약 EDTA을 구할 수 있느냐고 상담을 하였다. 나도 병력을 청취하고 그 지역을 찾아갔다. 내과 전공의에게 납에 의한 치아 변화는 꼭 사진을 찍어야 한다고 강조하였다. 나중에 확인하니, 다음날 바로 퇴원해서 사진을 못 찍었다고 하였다. 아! 늘 일을 미루거나 남에게 부탁하는 것이 아닌데 이제야 후회를 거듭한다. 이것이 일이 잘 안 되는 시발점이기도 하다. 일이 잘 안 된 후 생각하니 미온적이어서 실패한 것이었다. 한약에서 납 함량을 측정하였다. 환약 내 납 농도: 3.3% 또한 어깨 방사선 사진을 찍어서 그 약에 연이 있다는 사실을 확인하였다. 환약을 구입하였다는 지역을 찾아갔지. 그 환약은 과거 죽은 친척이 조제하였는데 친척뻘 되는 80세 할아버지와 역시 80세가 넘은 할머니 둘이서 약을 조제해 판매한다는군. 두 명 모두 치매가 있어 대화가 곤란하다고 했다. 그때 이 생각이 났다. 혹시 이들도 납중독이 아닐까하고. 우리나라에서 치매의 원인에 납중독이 포함되어 있을 수 있겠구나. 납중독 이외에도 매독, 라임병 등이 포함되어 있을 것 같다. 매독은 남자가 바람을 피우면 여자가 신경을 많이 쓰기 때문에 더 치매가 된다는 말이 있다. 그래 이것이 매독과 관련이 있을 가능성이 있다고 생각하였다. 라임병은 지금 막 떠오른 것이다.

직업병을 발견하기 위해서는 의심을 하고 직업력을 자세히 물어야 할 것이다. 모든 병의 원인을 파악하기 위하여 가설을 세우고, 의심을 하고 직업력과 환경력을 자세히 물어야 한다.

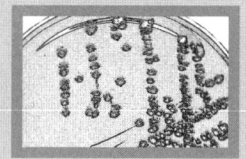

3 농어민병

농민병 | 담뱃잎농부병 | 렙토스피라증 | 소 렙토스피라증 | 탄저병과 클로스트리듐 퍼프리젠스 | 갑상선기능항진증 | 브루셀라증 | 어민병

농민병

농민들의 직업병에는 어떤 것이 있을까. 각종 사고, 급성 농약중독, 근골격계 질환 등이 있을 것이다. 그 외 담뱃잎농부병, 버섯 재배에 의한 호흡기 질환, 생강굴의 저산소증 등은 특이한 경우이다.

농민병을 분류해 보자.

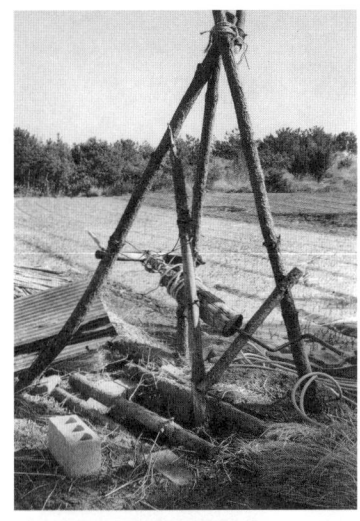

서산에 있는 생강저장굴 입구.

1. 호흡기 질환

1. 채소 흙먼지 - 비염, 천식, 만성기관지염 등

2. 미생물 - 열성 질환, 곰팡이증, 먼지독성증후군 등

3. 동물 비듬, 단백질류 - 비염, 천식, 과민성폐장염 등

4. 곤충류 - 비염, 천식, 과민성폐장염 등

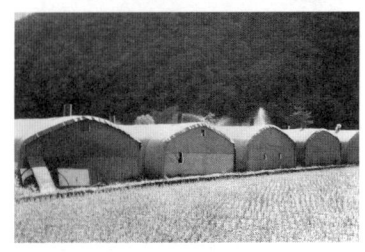

우리나라 버섯재배 하우스.

5. 화학 물질 - 비염, 천식, 기관지염, 기관지확장증, 폐부종 등

2. 암

많은 암이 농약과 관련된 것으로 보고 있다. 햇볕에 의한 피부암이 대표적인가?

3. 신장 질환

농약과의 관련성이 의심되고 있다.

4. 신경계 질환

만성 농약 특히 유기인제 중독과 관련성이 명확하지만 국내에는 사례 보고가 없는 것 같다. 다양한 신경계 질환의 발생이 농약과 관련된 것으로 의심되고 있다.

5. 생식계 질환

농약과의 관련성을 의심하고 있다.

6. 소음에 의한 장애

농기계 사용시 발생하는 소음 등에 의하여 발생할 수 있다.

7. 피부 질환

식물, 화학 물질, 농약 등.

8. 인수전염병

탄저병, 브루셀라증, 단독, 야생토끼병, 살모넬라증, 한탄바이러스, 렙토스피라증 등.

만성 농약중독이 있을 것으로 생각하지만 진단하기가 어렵다. 그 중 진단이 가능한 것은 유기인제의 만성중독에 의한 말초신경염이 있다. 나도 관심을 가지고 있지만 우리나라에서 진단된 적이 없어서 발견할 수 있을까? 만성 농약중독은 우리나라에서 연구하여야 하지만 우리가 조사를 제대로 할 수 있을지 걱정이 된다.

호흡기계 질환, 생식기계 질환, 소음, 피부 질환, 감염병 등은 설문조사로 가능하다. 여러분도 책을 보고 연구하여 조사하면 어떨까? 우리나라는 이런 조사가 너무 없다. 이런 조사를 계속한다고 농민이 건강해질까? 기다려야지. 어느 날 농민의 건강을 위하여 일하려고 하는데 자료가 없으면 얼마나 답답할까. 최선을 다하며 기다리는 거다. 나도 가끔 기원하지. 농민이 건강하게 지내게 되기를, 그리고 내가 할 수 있는 일이 있다면 할 수 있기를, 또한 우리가 한 일이 언젠가는 농민의 건강 증진에 기여하기를. 그리고 의사가 되었을 때 농민을 친절하게 진료하고 정확한 진단과 원인을 밝혀내 환경 위해를 제거하도록 하는 거다. 그러려면 바르게 공부하는 것도 중요하고 의사의 권리를 회복하는 일도 중요하다. 잘 모르면 차선책으로 열심히 공부나 하자.

담뱃잎농부병
Green Tobacco Sickness

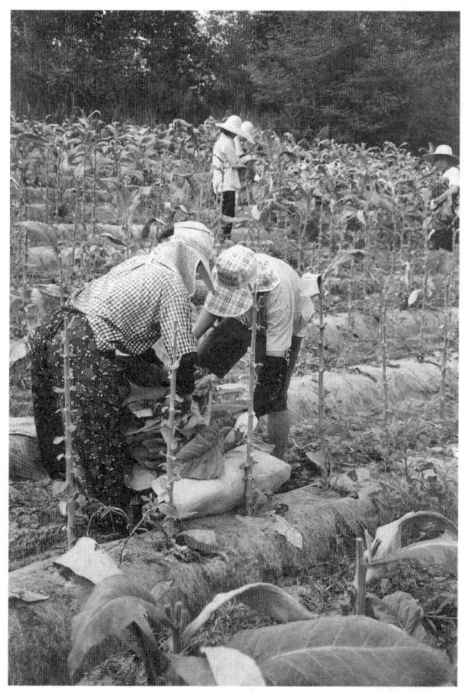

담배농사를 짓는 농민들은 담뱃잎을 따다 니코틴에 중독되는 담뱃잎농부병에 걸릴 수 있다.

오랜만에 건강 위해 평가 사례를 연구하다가 재미있는 사례를 알게 되었지. 'Green Tobacco Sickness'.

나는 처음 들었는데. 참고 문헌을 보니 1970년대부터 있어. 내가 무식한 것이지. 그런데 우리나라에서 사례가 발표된 적은 없는 것 같은데 더 확인해 보아야 해. 여러분도 경험했을 수도 있는 사례인 것 같아. 담뱃잎을 수확하다 보면 니코틴이 피부를 통하여 흡수되어 니코틴 중독 증세가 나타난다지. 비가 오면 흡수가 잘 되어 더 심할 수 있고. 구역, 구토, 무력증, 혈압 및 맥박 변동 등이 생기는데 우리나라에서는 몸살과 같은 질환으로 판정하겠지.

경련을 일으킨 사람에 대한 사례 보고도 있군. 경련을 한 사람을 보면, 담배 농사를 짓는지 물어 보아야지. 농촌활동을 가면 담뱃잎 따다가 경련한 사람이 있는지 물어 봐. 한국의 첫 사례를 보고하는 것이 되므로 관심이 있으면 'Green Tobacco Sickness'로 인터넷 검색을 해 봐. 이 병은 옷만 잘 입어도 예방이 된다는 군.

미국에서 돌아와 바로 운 좋게도 담뱃잎농부병 사례를 발견하게 되었다. 영덕에서 공중보건의를 하고 있던 내과 의사가 자기 환자들 중에 담뱃잎을 따다가 두통과 어지러움을 호소하는 사람이 많다고 해서 바로 다음 날 찾아갔고 영덕에서 4명의 사례를 발견하여 한국농촌의학회에 발표하게 되었다.

'Green Tobacco Sickness'를 우리말로 어떻게 번역할까 한참을 고민하다 '담배잎농부병'으로 결정하였다. 그런데 나중에 알고 보니 '담배잎'에 'ㅅ'이 들어가서 '담뱃잎'이 되어야 한다는 사실도 모르고 발표를 해버렸다. 처음으로 보고하는 것이 이렇게 어렵구나 하는 생각이 다시 들었다.

그해 여름 '히포메서' 농활 때에는 영덕군 일부 지역에 대한 실태조사를 하였고, 2002년과 2003년에는 경북 청송군에서 역학조사를 실시하였다. 그런데 아직도 이러한 담뱃잎농부병의 예방과 관리에 대한 정부의 정책적인 조치가 없는 것 같아 아쉬움이 남는다.

렙토스피라증

1964년 여름, 미국 워싱턴 주 트리시 지역에서 청소년 10명이 두통과 발열을 일으킨다. 이들은 대부분 무균성뇌막염이라는 진단을 받았고 항생제 투약을 받고 회복된다. 그러나 미국 질병관리본부 CDC는 이를 간과하지 않고 유행이라고 생각하여 역학조사를 실시한다. 전화 인터뷰 등을 통해 소년 53명, 소녀 8명 등 총 61명의 환자를 파악한다. 이들의 혈청검사 결과 모두 렙토스피라 항원에 양성반응을 보인다. 병명을 '렙토스피라증'이라고 생각한다. 렙토스피라증은 쥐, 소 등의 소변을 통해 물이 오염되어 발생하므로 매개물을 파악해야 한다. 질병에 걸린 사람은 대개 개울가에서 수영을 하였다. 그 개울가에는 방목하는 소가 물을 먹기도 하였다. 소의 혈청에서 렙토스피라 포모나 Leptospira pomona의 항체가가 높게 나타나고 소변에서도 이 균이 배양된다. 이 균을 이용하여 혈청검사를 하니 개울가에서 수영한 사람은 항체가가 높게 나타나고 수영하지 않은 사람은 반응이 나타나지 않는다. 무균성뇌막염으로 오진이 될 수 있는 질환을 역학조사를 실시하여 소가 매개한 렙토스피라증으로 진단한다.

우리나라에서 렙토스피라증은 어떻게 발견되었을까. 간단히 설명해 본다. 이 글을 쓰면서 나는 우리나라 내용은 참고문헌이 없어서 그냥 기억나는 것만 설명할 수밖에 없다. 1975년경 경기도와 충청북도 일부 지역에서 괴질이 발생하였다. 출혈성폐렴 증상으로 수확기에 농부들에게 많이 발병하였으나 그 원인이 밝혀지지 않았다. 1984년경 가을 홍수 후 괴질이 많이 발생하자 서울대 보건대학원 김정순 교수가 역학조사를 하게 되었다. 김교수는 역학적인 특성을 관찰하였다. '농부에게 많다, 농약에 의한 발생은 아니다, 사람에서 사람에게 전염되지 않는다, 추수 때에만 논에서 걸린다.' 다른 때와 달리 추수철에만 논에 더 있는 것이 무엇일까.

참새. 그래 참새가 있군. 참새에 의하여 매개되는 질병은 들어본 적이 없는데. 아! 쥐. 그렇지. 곡물을 먹으러 쥐가 온다. 이 괴질은 쥐가 매개체가 되어 발생하는 질병일 것이라고 생각하여 쥐에 의하여 발생하는 질병을 모두 나열하였다지. 그 중 렙토스피라증이 가장 의심이 갔지만 증상 및 징후가 달랐지. 렙토스피라증은 신장 질환이 대부분인데 괴질은 폐출혈형이 대부분이었다. 그런데 참고서에 렙토스피라증은 증상이 다양하다'고 적혀 있어서 연세대 의과대학과 국립보건원에 렙토스피라 균의 배양을 부탁하였다. 렙토스피라 균이 각각 독립적으로 배양되었다. 그러나 대부분 이를 인정하지 않았고 잘못된 조사라고 하였다.

후에 외국에서 원인 균이 판명되었다고 한다. 외국에서 균이 판명된 후에는 아무도 이견을 제시하지 않았지. 서로 예방 백신을 개발하려고 하였다지. 정확한 조사도 없이 개발한 예방 백신은 균의 유형이 달라 예방접종 효과가 낮을 가능성이 있다고 하더군. 그때 역학조사가 잘못되었다고 주장하였던 사람은 그 뒤 더 출세하였을 것 같아. 당연하지. 우리나라는 틀릴수록 더 출세하거든. 틀리다는 것을 알면 그 사실을 극복하기 위하여 집단을 만들거나 아부를 하니까. 맞는다면 그럴 필요가 없다고 생각하고 자기 일만 하니…. 말도 안 된다고? 농담이야.

소 렙토스피라증

우리나라 소에는 렙토스피라증이 있을까? 소의 렙토스피라증은 어떤 증상이 있는지 궁금하여 찾아보았지. "가내 사육동물에 의한 렙토스피라증은 매우 복합적인 질병이다." 아! 이러면 진단이 어렵지. 소, 돼지, 개, 말 등이 잘 걸릴 수 있지만 돼지와 말은 대개 불현성 감염이므로 소만 거론하고 있다. 소의 증상은 불현성 감염부터 사망까지 다양하다. 급성 증상은 어린 소에 자주 생기지만 모든 소에서 나타날 수 있고 고열이 나고 우울, 식욕 감퇴, 우유 생산량 감소 및 허약 등의 증상이 생긴다. 또한 혈색소 요나 커피색 요, 빈혈, 황달이 나타나고 혈액성 우유를 생산해서 2-5주 후 유산이 생길 수 있고, 불현성 감염이 많이 생긴다.

우리나라에서 2000년에 소 기립불능증이 발생하였는데 너무 더운 날씨 때문에 소들이 스트레스를 받아 신경계에 이상이 발생했다고 발표하였다. 그런데 전남, 제주도, 경북 지역은 제외되어 있었다. 우리나라에서 더운 지역은 괜찮은데 어떻게 상대적으로 덜 더운 곳에서 날씨 때문에 스트레스를 더 받지? 소도 스트레스를 받는다. 그런데 죽는다는 것은 이해가 안 간다. 2000년에 우리나라가 그렇게 더웠나? 같은 우리에서 집단으로 발생하지 않았다고 전염병이 아니라고 하던데. 경주 지역의 탄저병도 단 한 마리만 발생하였지. 그리고 전염병이 아니라는 것을 이렇게 빨리 알아 낼 수는 없다. 신경성 이상과 사료가 원인인것 같다? 그건 모른다는 것이다. 모르는데 전염병은 아니라고? 아! 앞으로 우리나라 축산업계의 미래가 어떠할 지 보이는 것 같다. 정확한 원인을 알기 위하여 몇 년이고 계속 조사하여야 하겠지. 수의학을 전공하는 사람도 역학을 많이 배워야 할 것이다. 미국은 수의 역학회가 개최되고 있지. 의사가 소의 질병에 대하여 논하는 것 자체가 말이 안 되는 것은 알지. 그러나 인수전염병은 관심을 가져도 되겠지.

'전국에서 산발적으로 발생하였고, 남부보다 중부에 더 많은 것 같으며, 소에서 소로 전염되지 않는다. 또한 비가 온 후 더 발생한 것 같다'. 이런 질환이 소 렙토스피라증일 수 있을까? 14종의 가축 전염병 증세와 관련이 없다고 하는데, 14종에 렙토스피라증이 포함된 것인지 궁금하다. 우리나라는 렙토스피라증이 토착화되어 있다. 사람에게 발생하는 이 질환이 소에게도 발생한다는 것은 당연하다. 농부는 비가 오면 장화를 신고 일을 하기 때문에 렙토스피라증이 감소하고 있지만, 소는 무방비 상태이다. 그럼 당연히 소도 발생하겠지? 우리나라 소에서 렙토스피라증이 발생하였다고 들은 적이 없다. 아니 잘 모르겠다. 그렇지만 우리나라 소에서 렙토스피라증은 반드시 발생한다. 그렇다면 나타나는 양상은 어떨까? 소의 기립불능증과 역학적인 특성이 비슷한 것 같기도 하고. 잘 모르겠지? 나도 모르겠다. 그러나 우리나라 소에서 렙토스피라증이 생기는 것은 당연하지. 소가 마시는 물이 오염될 가능성은 아주 높다.

'소 앉은뱅이병' 농가 공포

『한국일보』, 2000. 9. 6

다리가 마비돼 소가 일어서지 못하는 원인 불명의 소병이 발생, 축산 농가들이 긴장하고 있다. 5일 강원도 등에 따르면 8월 초 원주시 문막읍 최모(60)씨 집에서 젖소 6마리가 갑자기 일어서지 못하는 증세를 보였으며, 점차 확산돼 현재는 원주 일원 12가구 축산 농가에서 30여 마리로 늘어났다. 이들 농가들은 병에 걸린 소들을 상당수 폐기 처분했다. 이같은 증상은 구제역이 발생했던 예산, 서산, 아산, 당진 등 충남도내 80여 축산 농가에서 164마리(젖소 154마리, 한우 10마리)에서 나타났다. 또 경기 화성군, 전북 등지의 일부 축산 농가도 같은 증상을 신고했다. 강원도 등은 8월 말께 가검물을 채취해 국립수의과학검역원에 정밀 검사를 의뢰했으나 아직 원인이 밝혀지지 않아 농민들이 더욱 불안에 떨고 있다. 수의과학검역원 김기석 병리진단과장(52)은 "현재로서는 악성전염병은 아닌 것으로 추정된다"며 "고온 다습한 기후와 사료가 원인인 것 같다"고 말했다.

한 가지에 집중하면 잘못된 판단을 할 수 있다. 그런데 한 가지에 집중하여야 정확한 진단을 할 수 있다. 사람은 실수하기가 싫어서 이런 생각을 하지 않겠지만 실수 없이 발전은 없다. 원인이 확실하지 않다고 침묵하면 국민의 재산은 누가 지켜? '렙토스피라증이 아니면 어때' 이렇게 가설을 세우고 조사를 해야 렙토스피라증인지 아닌지 확실히 알 수 있지. 아니면 다행 아닌가? 나는 소가 죽는 것이 싫다. 그것도 사람들이 과학적인 노력을 하지 않기 때문에 발생한 죽음인 경우 더욱 그렇다. 소가 죽으면 농민이 가난하게 살게 된다. 나의 할아버지도 농민이었고 우리 조상의 대부분이 농민이었다. 농민이 아니면 농민을 착취

하고 살았겠지.

청소년들이 개울에서 수영하다가 렙토스피라증에 걸리면 우리는 어떻게 진단을 내릴까? 이들의 증상은 심하지 않고 단순한 감기 증상일 수 있는데, 소아과 의사는 렙토스피라증에 대한 경험이 없어서 다른 질환으로 진단하고 치료할까? 아니면 정확히 진단할까? 미국에서도 렙토스피라증을 무균성 뇌막염으로 오진하였다.

탄저병과 클로스트리듐 퍼프리젠스
Anthrax, Clostidium perfrigens

가축 질환이 경제에 미치는 영향이 엄청나다는 것은 말할 필요가 없다. 영국의 광우병 파동, 대만의 구제역, 2000년 우리나라에서 발생한 구제역 등은 이제 시작에 불과할 뿐인 것 같다. 앞으로 많은 가축 전염병이 발생할 가능성이 있다. 렙토스피라증 이외에도 소와 관련된 질병이 많지. 나도 그런 경험이 있다. 1980년경 내가 강원도 춘성군에서 보건소장으로 일한 적이 있다. 젊은 나이에 강원도에서 면허를 가진 유일한 보건소장으로 주민을 위하여 열심히 일하고 싶었다.

사례 1
춘성군의 한 마을에서 소가 집단적으로 죽는다는 것이었다. 그 시절은 소가 자식만큼 중요했지. 나도 그곳에 가 보았는데 마을이 비참했다. 그때까지 17여 마리가 죽어서 나는 상황을 간략히 물어보았다. 계절별, 연령별, 성별과 상관없이 소가 들어오면 어느 날 갑자기 죽는다고 하였다. 소가 죽으면 땅에 묻어버리지만 어떤 때는 다시 파내어 가평에 반값으로 판다는 거였다. 그런데 그 쇠고기를 먹은 사람을 추적할 수는 없었다. 사람이 관련되지 않아서 내 일이 아니라고 생각했다. 강원도 가축위생시험소에서는 독성 물질 또는 감염성 질환이 의심이 가는데 독성 물질 같다고 하였다. 나는 독성 물질이면 자연풀이거나 사람이 인위적으로 독을 주었을 텐데, 자연풀이면 계절별로 관련이 있을 테고, 인위적이라면 이렇게 가난한 마을에서 왜 그럴까 하는 생각이 들었다. 도와줄 능력도 없어 난감하였다. 사람과 관련 없으니 잊어버리자고 하였다.

사례 2

1981년경 전라남도 신안에 괴질이 발생하여 그 원인에 대하여 논란이 있었다. 대학 은사였던 김정순 교수는 탄저병이라 주장했고, 정부는 농약인 파라쿼트 중독이라고 발표했다. 정부의 주장을 이해할 수 없었다. 탄저균은 미국 질병관리본부와 프랑스 파스퇴르연구소에서 확인하였다. 확인된 탄저균을 김정순 교수가 일부러 만들어 냈단 말인가? 파라쿼트 중독이라면 파라쿼트에 의한 세계 최초의 환경오염 사건인데…. 정부와 대학교수의 의견이 대립된 유명한 사건이지.

사례 2 이야기를 들으니 춘성군에서 소가 자라지 않던 마을이 생각났다. 김정순 교수에게 사례 1의 이야기를 하였더니, 그 마을의 흙에서 균을 배양하였는데 탄저균이 분리되었다고 하였다. 또한 강원도 평창군의 한 마을도 소가 안 자라는 마을이 있다는 것을 알게 되었다. 내가 학생시절 농촌활동을 나가던 마을 옆이어서 후배에게 들을 수 있었다. 우리나라에서 소가 안 자라는 마을이 여러 곳 있다는 사실을 텔레비전 뉴스에서 보았다. 그때 그 이유가 탄저병일 가능성이 높다고 생각하였다.

1994년 경주 배반동에서 탄저병이 집단적으로 발생하여 역학조사를 실시하게 되었다. 죽은 소를 수의사가 검사한 후 피를 뽑고 먹으면 문제가 없다고 하여 마을 사람들 수명이 도살하여 부분별로 고

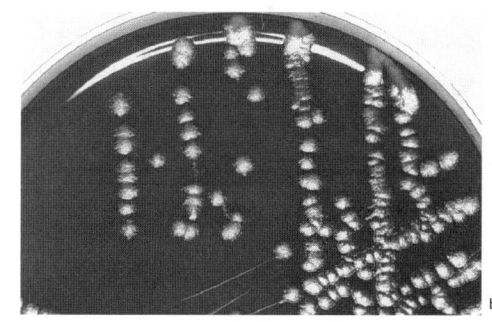
배지에서 성장한 탄저균.

기를 나누어 먹은 후 총 61예의 탄저병 환자가 발생하여 29예가 입원하고 3예가 사망하였다.

그 수의사 기가 막히지. 아니 오히려 인간적일지도 몰라. 소가 비싼 줄 아니까 법으로 금했지만 피를 뽑고 먹으면 된다고 했겠지. 그래도 그는 아무 일 없었다. 우리나라의 관대함인가.

죽은 소가 자랐던 우사를 조사해 본 결과, 죽은 소는 다른 소 10여 마리와 한 우사에 있었으며 우사의 바닥은 콘크리트로 되어 있었고, 사료는 논에서 난 짚과 등겨 그리고 구입한 배합사료 등을 섞어서 주었다고 하였다. 최근 사료를 바꾸거나 달라진 것은 없다고 하였다. 한편 이 마을에서는 이전에는 가축 폐사가 전혀 없었고, 죽은 소도 외부에서 사온 것이 아니고 이 집 암소가 낳은 것으로 계속 이 우사 안에서만 사육되었으며 방목한 적이 없다고 하였다. 같이 기르던 소도 외관상 특이한 증상을 보이지 않았다. 또한 이 소 이외의 가축인 돼지, 개, 고양이 등도 폐사한 적이 전혀 없다고 한다.

갑자기 이 마을에 어떻게 탄저균이 유입되었을까? 그때는

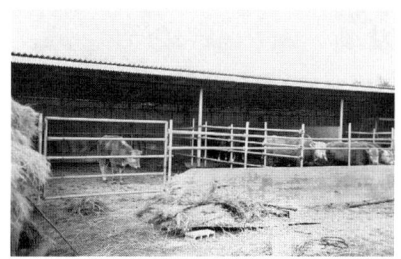
탄저병으로 사망한 소가 기거하던 경주 배반동의 소 우리.

그 원인을 밝힐 생각도 못하였다. 소에서 발생한 것은 의사가 밝히는 것이라고 생각하지 못한 탓이다. 다만 소가 안 자라는 마을이 있는 이유는 탄저병이 그 원인이 아닐까 생각하였다.

우리나라에서 탄저균의 존재 여부를 확인하기 위하여 특히 가축의 폐사가 빈번한 지역을 중심으로 토양 배양검사가 있어야 할 것이다. 따라서 각 지역별 소의 폐사 현황을 파악하는 감시 체계의 수립은 물론 가축의 예방접종 실태를 파악하고 소가 자라지 못하는 마을에서의 예방접종 후 사육 결과에 대한 추적조사도 있어야 할 것이다.

그러나 어떻게 된 일인지 1회로 끝이다. 그 다음 해 한양대학교에서 보건복지부와 합동으로 환자 두 명의 항원항체 검사를 실시하여 탄저병이라고 진단하였으나, 수의사에 의한 역학조사에서는 조금도 이상 소견이 발견되지 않았다며 탄저병이 아니라고 하였다. 경주에서도 그 후 그 지역을 방문하여 보았는데 시간이 지나니까 아무런 흔적도 남지 않았지. 20여 마리 소가 있었고 한 마리가 탄저병으로 죽었는데, 나머지는 2년 후에도 건강하였지.

클로스트리듐 퍼프리젠스에 걸려 사망한 소.

경주군 서면 사라리에서 과거부터 집단적으로 소 폐사가 발생하여 왔다는 신문기사를 보고 역학조사를 실시하였다. 약 10여 년간 200여 마리 이상이 죽었다는 거였다. 나는 탄저병을 의심하였으나 미생물학 검사 소견은 클

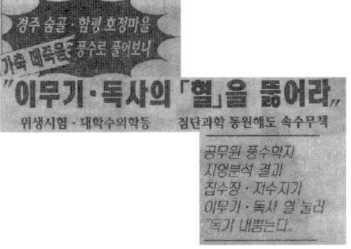

사라리 소 폐사를 보도한 신문기사.

로스트리듐 퍼프리젠스로 이 질환이 유행과 일부 관련되었을 가능성을 강하게 시사하였다. 신문과 텔레비전에서는 이 사건을 언급하면서 풍수지리설 때문이라고 떠들고 있었다. 이 균은 혐기성 균이어서 배양이 어렵다. 먹고 설사병을 유발해도 배양이 어렵고, 증상이 경미해서 그냥 지나갈 것이다.

여기에는 A, B, C, D, E 5개의 형태가 있는데 사라리는 A형으로, 우리나라는 모두 A형일 가능성이 높다. 예방접종은 C, D형만 있다. 우리나라 소에 C, D형은 거의 없는데 좀 이상하지. 필요 없는 예방접종을 하는 것 같다. 그래도 염소는 C 형이 일부 있다고 한다. 그래도 A형 예방대책을 수립하여야지.

분통이 터졌다. 그러나 나는 의사지, 수의사가 아니다. 수의사들이 역학조사를 열심히 하여 국가적 재앙을 막을 수 있기를 열심히 기원하자. 아직도 우리나라는 소의 집단 폐사 원인이 정확히 밝혀지지 않은 채 시간만 가고 있다. 해결 방법? 정부와 언론은 왜 있고 학자는 왜 있지? 아니 국민은 왜 있을까?

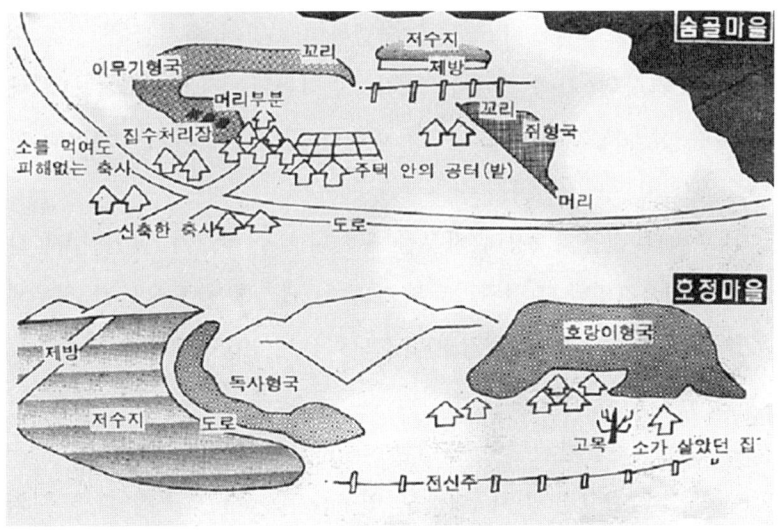

사라리 소 폐사의 원인을 풍수지리로 설명한 내용.

갑상선기능항진증

갑상선기능항진증도 유행이 될 수 있을까? 전에 동국대 의대 포항병원의 내분비과 전문의가 포항에 이상하게 갑상선기능항진증이 많다고 한 적이 있었다. 그런데 나는 그 이야기를 무심코 넘겼다.

1985년 6월 16일 오후 사우스 다코다 대학의 내분비과 전문의는 갑상선기능항진증 환자가 자신이 사는 작은 마을에 최근 4명이나 발생했다는 이야기를 듣고 1984년 초 네브라스카 주 요크 지역의 통증이 없는 갑상선염의 유행에 관한 글을 읽었던 기억을 떠올렸다. 그 원인은 밝혀지지 않았으나 바이러스 감염일 가능성이 높았다. 지역 내 의사의 의견을 물어 종합해 보니 스프링즈 계곡에 6명, 미네소타에 2명 등 총 8명의 갑상선기능항진증 환자가 있었다. 유행일지 모른다고 생각하여 질병관리본부에 보고한다. 질병관리본부에서 조사를 시작한다. 조사 지역은 농사와 소 사육을 동시에 하고 있는 곳이었다. 먼저 8명의 환자를 조사하였으나 특별한 유사점을 발견하지 못하였다. 그러나 더 조사를 진행하여 33명의 환자를 발견할 수 있었다. 환자의 가족 중에서도 갑상선기능항진자가 많았다. 그래서 환자 정의를 재설정하고 조사 범위를 확대한 결과 총 121명의 환자를 발견할 수 있었다.

내분비과 전문의 2명의 자문을 구하니 바이러스가 원인인 것 같다고 한다. 그러나 질병관리본부 요원은 밀가루에 요오드가 첨부되었을 가능성이 높다고 생각한다. 그 이유는 1960년에 갑상선종 Goiter을 예방하기 위하여 빵에 첨가한 요오드산 칼륨 potassium iodate에 의하여 갑상선기능항진증이 유행한 적이 있었기 때문이다.

원인을 밝히고자 환자-대조군 연구를 수행하는 중에 다른 지역에서 갑상선기능항진증 환자가 새로 나타난 사실을 알게 된다. 그녀는 조사 지역의 식품점을 이용한 것을 알게 되어 식품점을 찾아 구입한 물건들의 구입처를 확인하니 계란과 쇠고기 외에는 전국 유통망 공급업체에서 공급된 것이었다. 이들은 쇠고기를 의심한다. 환자-대조군 연구도 닭과 쇠고기가 유의하게 나온다. 특히 루번 공장에서 생산한 쇠고기를 구입한 소비자에게 갑상선기능항진증이 유의하게 많다고 생각하여 쇠고기 출처를 정확히 하면서 다시 환자-대조군 연구를 한다. 그 결과 루번 공장에서 생산한 쇠고기로 만든 햄버거를 먹은 사람에게 교차비가 23.0으로 유의하지만 다른 공장의 쇠고기는 유의한 차이가 관찰되지 않는다.

루번 공장 근로자는 2교대로 일하며, 한 번에 800마리를 도살한다. 1983년 4월 이전에는 소의 갑상선을 별도로 분리해 갑상선 추출물을 제조하는 회사에 팔았다. 그후 별도로 판매되지 않은 채 절단 기계를 이용하여 소의 후두부를 절단하는 과정에서 갑상선 조직이 소 근육 내에 포함되어 절단되었다. 지금까지 팔린 쇠고기를 보니 모두 갑상선 조직이 포함되어 있었고 절단 기계 사용을 중지한 후에는 포함되지 않았다. 자원자가 갑상선 조직이 함유된 쇠고기를 먹은 후 갑상선기능항진증이 발생한다. 1985년 8월 29일 이후 미 전역에서 절단기계 사용을 중지한다.

우리나라에서는 어떨까? 전에 내분비과 전문의 말을 포항에서 무심히 넘긴 것이 후회가 된다. 갑상선기능항진증 환자를 보면 이제 그 원인을 밝히기 위해서 노력하여야지. 그리고 경주 및 포항은 쇠고기 단지가 많은데 갑상선이 어떻게 처리되는지 궁금하다. 귀국하면 소 도축장을 꼭 방문하고 싶다. 당연하지. 한 가지 이유가 더 있다. 브루셀라증에 대하여 조사해야 한다. 그건 왜? 다음에 이야기하지.

브루셀라증
Brucellosis

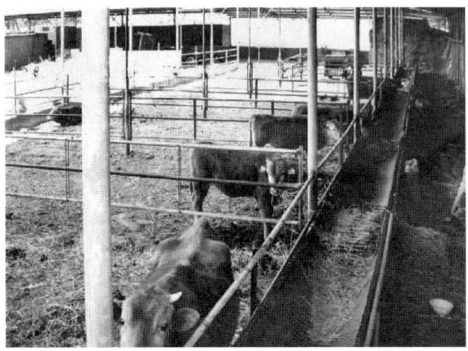
브루셀라증이 발생한 농가의 소들.

인체에 감염을 일으키는 브루셀라 균종 중 흔한 것은 네 가지인데 이 중 가장 병원성이 높은 것은 브루셀라 멜리텐시스 *Brucella melitensis*라는 균종이다. 이것은 일차적으로 주로 염소, 양, 낙타에서 발생하며, B. 애버투스 *abortus*는 소, B. 수이스 *suis*는 돼지, B. 케이니스 *canis*는 개에서 일차적으로 발생한다. 고위험군으로 가축을 기르는 사람, 수의사, 도축장 종사자, 실험실 근무자 등이 있으며, 전파경로는 감염된 동물 또는 동물의 혈액, 대소변, 태반 등에 있던 병원균이 상처 난 피부나 결막을 통하기도 하고, 멸균 처리가 안 된 유제품이나 생고기를 섭취함으로써 사람에게 옮겨지기도 한다. 또한 실험실이나 도축장에서 사람에게 공기로 전파될 수도 있으며, 수혈, 골수이식 및 성 접촉을 통한 사람간의 전파도 드물게 있다.

전 세계적으로 발생하고 있으나 질병 발생률 또는 유병률은 나라마다 큰 차이를 보인다. 지중해 연안, 아라비아 반도의 사우디아라비아, 요르단 등에서 가장 많이 발생하고 있고, 인도·멕시코 그리고 중남미 등지에서도 많이 발병하고 있다. 브루셀라증의 잠복기는 평균 10일 7-21일이지만, 3-6개월에서 수년에 걸치는 만성적인 경과를 보일 수도 있다. 급성브루셀라증은 불규칙한 발열, 오한, 발한과 쇠약이 주요 증상이고, 만성브루셀라증은 발열, 쇠약, 불안과 우울증이 특징이다. 급성형의 경우 3-6개월 동안 증상이 지속된 후 6-12

개월 사이에 80% 정도는 자연 치유되지만, 나머지는 1-2년간 계속되면서 합병증이 생긴다.

우리나라의 경우 동물에서는 브루셀라증이 보고되었지만, 사람에게서는 보고된 적이 없었다. 아마 우리나라에서도 많은 사람들이 감염되고 있지만 제대로 진단을 받지 못하기 때문이라고 생각한다. 전국적으로 소가 감염되었으면 접촉한 사람이나 생고기를 먹은 사람이 많이 걸리겠지. 그런데 우리나라에서는 몸살이나 감기로 치유하는 경우가 많아 진단받기 힘들다. 감기 치료에 항생제가 남용되고 있어 합병증이 적게 발생하는 것일까? 합병증이 발생하면 다른 질환으로 치료하고 있을 것이다.

우리가 과거에 의식하지 않은 소 질환이 국가 경제에 미치는 영향은 절대적일 것이다. 앞으로 무역 때문에 이러한 문제는 계속 확대될 것이다. 우리가 정신 차리지 않으면 축산 농가에 큰 손해가 갈 수 있다.

미국에서 돌아온 후 우리나라에서도 인체 브루셀라증이 확인된 기사를 읽었다. 2002년 10월 경기도 파주시에서 사육하던 젖소의 생우유를 섭취해 온 목장 주인(41세)에게서 균 배양 없이 항체가의 상승으로 브루셀라증이 확인되었다. 2003년에는 전라북도 정읍시에서 도살 처분된 브루셀라 소와 접촉한 주인, 관리인, 수의사 등 17명 중 3명이 현증 감염으로 확인되었고, 1예에서 균이 배양되었다. 2003년까지 모두 16명의 브루셀라증 환자가 확인되었다.

어민병

어민들은 어떤 직업병을 앓고 있을까? 역시 재난, 사고 및 질병이 있겠지. 재난과 사고를 둘로 분류한 것은 어민은 자연재해에 의

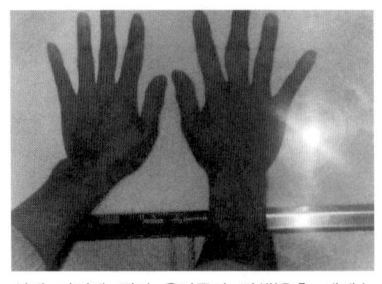
성게 가시에 찔려 육아종이 발생(우측 세째손가락).

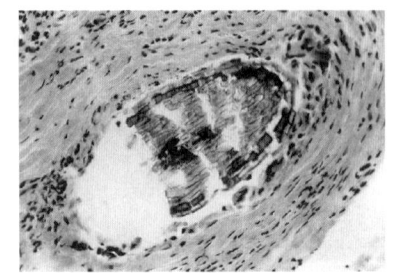
육아종조직에서 발견된 성게 가시.

한 경우가 심각하기 때문일 것이다. 질병으로는 감압병이 대표적이 겠지. 또한 근골격계 질환이 있지. 자외선에 노출되어 생기는 피부암, 선박 생활로 인한 소음과 진동, 유기용제에 노출되는 것, 인간공학적 위험요인, 좁은 선상 생활에서의 스트레스, 집단 생활에서의 감염 등 다양한 유해 요인 때문에 많은 질병이 생길 것 같다. 성게 가시에 찔리는 것과 같이 생선 가시에 찔려 급성 및 만성육아종이나 부작용이 발생하는 경우도 있다. 그런데 해파리에 물리는 경우도 있다. 상어에 물려 사망하였다는 기사를 본 적도 있고 회를 먹기 때문에 생기는 고래회충유충증도 있고 해군이 선박 생활로 집단적으로 결핵에 걸린 적이 있다. 선원에게서 집단적으로 연중독이 발생한 적이 있는데 이건 아주 특별한 예이다.

미국에서도 어민병에 대하여 학술대회가 열리는 곳이 있어서 인터넷상에서 살펴보니 저체온증 문제를 집중적으로 거론하고 있다. 우리나라 어민도 여기에 해당이 되는 것인지 잘 모르겠다.

우리나라 어민들에게서는 술을 많이 먹어 생기는 술병, 화류계를 즐겨 생기는 화류계병, 고향이 그리워 생기는 향수병, 언제 죽을지 몰라 생기는 죽음에 대한 두려움, 생선 등을 짜게 먹어 생기는 고혈압 및 위암 등이 많지 않을까? 언젠가 어촌으로 의료활동을 가게 되면 다시 한 번 정리해 보자. 경주는 바다가 가까우니까 어촌활동을 가는 것도 의미가 있을 것 같다.

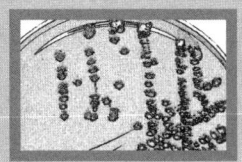

4 병원 직업병

병원 직업병 | 환자 사고 기록 | 에틸렌 옥사이드 | 리스테리아증 | 수술 후 창상감염 | 이산화탄소와 아산화질소 | 에탄올과 메탄올 | 의료 과실

병원 직업병

병원 종사자에게 발생하는 업무상 질병을 병원 직업병이라고 부를 수 있다. 우리나라에서는 이 말이 좀 생소하지만 미국은 병원 종사자에게 생기는 병원 직업병이 굉장히 많다. 일반 사기업보다도 병원에서 산업 재해가 더 많이 발생하고 있다. 미국의 산업 재해 통계는 우리나라와 다르기 때문에 직접 비교하기는 어렵지만 병원에서 발견되는 유해 원인이 무엇인지 알면 예방에 도움이 될 것 같다.

병원의 잠재적 위험 요인은 다양한데 그 중 생물학적 요인으로는 에이즈 바이러스, B형 간염 바이러스, 결핵 등이 있고, 인간공학적 요인으로는 들어 올리는 일, 장시간 서 있는 일, 어두운 조명 등이 있다. 화학적 요인으로는 에틸렌옥사이드, 포름알데히드, 글루타알데히드, 마취가스, 세포 독성물, 펜타미딘과 리바비린 등이 있고, 심리적인 요인으로는 스트레스와 교대 근무 등이 있다. 물리적인 요인으로는 방사선, 레이저, 소음, 전기, 열 등이 있다. 그러므로 병원측에서도 종사자에 대한 안전 및 건강 관리에 만전을 기하여야 한다.

어떤 면에서는 병원만큼 위험한 작업장도 없는데, 우리는 동료들의 안전 및 건강 관리에는 너무 소홀한 것 같다. 병원 종사자에게 질병이 발생하면 병원 직원이라고 진료비 혜택을 주는 것으로 끝나는 경우가 많다. 앞으로 병원 경영도 어려워질 수밖에 없는데, 의학의 발전이나 직원의 처우 개선, 국민의 건강을 위해서 의료보험 수가가 획기적으로 올라야 하는데 가능할까?

미국에서는 병원 종사자들의 주사침 자상刺傷이 주요 보건문제로 대두되어 그 예방을 위해 많은 노력을 하고 있다. 어쩌면 에이즈가 중요 질환이므로 이 때문에라도 조심하는 것이 당연할 것이다. 병원 입원환자에 대하여 환자의 동의 없이 일상적으로 에이즈 검사를 실시하는 것은 인권 침해이므로 안 된다고 한다. 이들은 면역 계통의 검사를 통하여 간접적으로 에이즈 환자인지를 파악하므로 주사침에 찔리지 않도록 조심하여야 한다.

피를 뽑거나 정맥주사를 놓을 때 반드시 장갑을 끼고 하게 되어 있지만 우리는 그렇지 않은 것 같다. 업무가 바쁜 관계로 불가능한가, 경제적으로 불가능한가?

나도 레지던트 시절에 한 번 정도는 주사침에 찔린 적이 있는 것 같다. 언젠가 대한예방의학회에서 주사침 손상에 대해 발표가 있었는데, 우리나라에서도 많은 병원 종사자가 주사침에 찔린 경험이 있다고 보고하는 것을 들은 적이 있다. 우리나라는 에이즈 환자가 적어서 다행이지만, 계속 늘어나는 추세이므로 주사침에 찔려 에이즈나 B형 간염 등에 걸리는 일이 없도록 노력해야 한다. 병원에서 사용하는 고무제품도 알레르기를 일으키는 물질이므로 이에 대해서도 많은 예방법이 개발되어야 할 것이다. 병원은 참 무서운 곳이다.

2001년 미국에서 돌아온 후 한국산업안전공단의 지원을 받아 「병원종사 근로자 보건관리 매뉴얼 개발」에 관한 연구를 수행하였다. 또 「일부 병원급 의료기관의 산업안전 보건활동 실태」에 관한 논문도 발표하였다. 지금쯤 우리나라 대부분의 병원에 『병원종사 근로자 보건관리』 매뉴얼이 있을 것으로 생각하는데, 근로자들이 이 매뉴얼을 얼마나 잘 이용하고 있는지에 대해서는 장담할 수 없다. 지금 병원에 근무하고 있다면 한번 확인해 보는 것도 괜찮겠지.

환자 사고 기록

병원에 근무하는 종사자에게 직업병이 생길 수 있지만 환자 자신도 안전사고나 병원 내의 감염이 문제가 될 수 있다. 미국에서는 이런 환자의 안전사고에 대처하기 위하여 적극적으로 노력하고 있다. 환자의 안전사고 등록은 병원 내 문제가 되는 환자를 분석하기 위하여 등록하는 제도이다. 안전사고 및 의료사고를 줄이고 환자의 안전을 위한 방법이다. 미국 보훈부에서도 1997년부터 이 제도를 실시하고 있으며, 환자 사고를 등록하고 있다. 환자의 안전사고 기록 2,927건의 보고 수와 유형 1997년 6월 -1998년 12월을 분석한 자료가 있는데, 2,927사례 중에서 710예 24%가 사망자이다.

이러한 분석을 통하여 병원이 발전된 방향으로 나아가겠지. 우리나라도 여러 가지로 병원을 대상으로 소송이 제기되고 있는 것 같다. 이를 예방하기 위한 자체적인 노력이 이루어져야 한다.

에틸렌 옥사이드
Ethylene Oxide

우리나라 병원 종사자들의 직업병으로는 결핵, 간염, 에이즈 등이 있을 것이다. 그건 이해할 만하다. 직업성 암은 어떤 것이 있을까? 방사선 노출에 의한 암? 이것이 직업과 관련이 있는 지 없는 지 의견이 많겠지만 어쨌든 방사선 암은 방사선과 의사나 방사선 기사가 해당될 것이다. 포름알데히드 노출에 의한 암은 해부병리과 의사와 기사가 해당되겠고, 역시 의견이 많을 것이다.

에틸렌 옥사이드는 천으로 싼 물품을 멸균시킬 수 있어 의료물품

소독에 필수적이다. 에틸렌 옥사이드 가스는 미생물의 DNA를 파괴하여 소독 효과를 가져온다. 에틸렌 옥사이드로 야기되는 백혈병을 포함한 혈액암은 중앙공급실 또는 소독실, 수술실 등에 근무하는 간호사나 직원이 걸릴 수 있다. 에틸렌 옥사이드는 병원 소독실에서 발생하는 강력한 발암 물질로 직업병으로 인정하는데 다른 이견이 없을 것이다. 그래서 병원에서 처음으로 인정되는 직업성 암은 에틸렌 옥사이드에 의한 암이 될 것이라고 생각한다.

우리나라에는 아직 보고가 없었지. 언제 나타날까? 노출 후 30년이 걸린다면! 1980년부터 병원이 많이 생겼다. 그럼 5년이나 10년 후가 될 것이다. 아니 벌써 나타났는데 일반 암으로 치료받고 있을지도 모른다. 그럼 어떻게 하여야 발견하지? 여러분의 가족이나 친척부터 이런 경우가 있는지 알아보고 간호사를 통한 신고망을 설치해야 한다. 그런 암은 우리들 앞에 나타나게 되어 있다. 그러면 나에게 연락하기를.

병원에서 직업성 암이 생기면 많은 파장이 오겠지. 그런 파장을 좋게 유도해 가는 것도 역학자의 의무이다. 병원에서도 암이 발생했다는 사실은 모든 국민에게 직업성 암에 대한 경고가 되고, 그로 인하여 더 많은 직업성 암을 발견하게 하는 기폭제가 될 수 있다. 의사도 각성할 수 있는 계기가 되고. 병원은 환경 개선을 위하여 더 투자를 하여야 하므로 국민적 합의에 의한 의료 수가가 상승하겠지. 이런 문제는 국민과 의사 모두에게 이득이 가도록 해결해야 하는데. 그러려면 자기의 욕심을 버리고 먼바다를 봐야 한다. 먼바다.

우리나라에서는 2001년에 내과 병동에 7년 1개월간 근무하면서 항암제를 취급한 간호사에게서 발생한 만성 골수성백혈병을 직업성 암으로 인정한 사례가 있으며, 이는 병원 종사자에게 인정된 직업성 암의 첫 사례라고 생각한다. 나의 예측이 틀렸지. 나는 에틸렌 옥사이드에 의한 암이 첫 사례가 될 것이라고 생각했는데.

리스테리아증
Listeriosis

　병원 내에서 감염이 되는 경우가 많은데 이를 병원 감염이라고 한다. 1989년 7월 27일 코스타리카 국립아동병원의 임상병리실장이 미국 질병관리본부를 방문했는데 그 자리에서 그는 그해 리스테리아증 어린이가 8명이나 있었다고 한다. 코스타리카 국립아동병원은 400병상이 있으며, 산부인과가 없어 다른 곳에서 분만하여 이송한 아기를 돌보는 곳이다. 국립아동병원에서는 이전에는 리스테리아 균이 연 2-3예에서 분리되었다. 미국의 경우 리스테리아증은 10만 명당 12명에게 발생하는 것과 비교해 코스타리카에서 발생률이 아주 높다고 판단한다. 이들은 1천 병상인 A 종합병원에서 분만하고 건강한 상태로 퇴원한 후 국립아동병원에 입원하였다고 한다. 한 명은 사망하고 한 명은 뇌출혈로 마비가 되었다.

　8월 7일부터 조사가 시작되었다. 다른 병원은 특별히 늘어나지 않아서 A 종합병원에 조사가 집중되었다. A 종합병원을 방문하니 균이 배양된 신생아가 3명 더 있었다. 총 11명에 대하여 일반 사항을 파악하였다. 리스테라아증은 6월에 10명, 7월에 1명이 발생하였다. A 종합병원은 그 해 6월에 산과 병실을 개조하였는데, 그것이 이 유행과 관련될 수 있다고 생각한다.

　9명의 환자군과 36명의 건강아를 대조군으로 연구를 수행하여 알코올 소독, 인공호흡기, 접종, 항생제, 마취, 흡입, 산소 공급 등에 관하여 조사하였으나 유의한 결과를 얻지 못한다. 그래서 이들 모두가 원인에 노출되었다고 추정한다. 이를 해결하기 위하여 체중 및 아프가 점수 APGAR score 등 감수성 지수를 개발하여 비교하니 허약한 신생아 체중 미달, 낮은 아프가 점수가 더 많이 걸린 것을 알게 된다. 그러므로 모든 신생아에게 공동으로 노출될 요인이 무엇인지 집중적으로 조사한다. 응급실, 수술실 및 분만실에서 출생한 신생아는 모두 분만실을 거쳐 다른 병실로 간다. 즉, 분만실만이 모든 신생아가 모이는 곳이다.

원인이 분만실과 관련이 있다고 생각하여 분만실에서 행해지는 처치를 검토한다. 항생제 점안, 비타민 K 주사, 탯줄의 알코올 소독, 미네랄 오일 목욕 등. 항생제와 비타민 K는 1-2일 사용하고, 주사기도 일회용이고, 알코올은 세균이 자라기 어렵다. 미네랄 오일은 큰 통에 담겨 있어 장기간 사용이 가능하기 때문에 2주간 계속된 이 유행을 야기할 가능성이 있었고, 오일에는 세균을 방어할 수 있는 물질이 없었으며, 목욕을 할 때에 신생아의 입, 코 및 점막과 접촉이 가능하다. 즉, 오일이 가장 유력한 범인인 것이다.

A 종합병원에서 가검물에 대한 배양 검사를 하였으나 배양되는 세균이 없어 리스테리아 균의 배양에 적합한 다른 실험실에 가검물을 보낸다. 오일 가검물에서 리스테리아 균이 배양되고, 균주도 유행 균주와 동일하다. 더구나 유행이 발생하기 전에 분만실에서 산모가 리스테리아에 감염된 신생아를 분만한 적이 있었다. 그때 리스테리아 균이 오일에 침입한 것 같다. 오일의 흡입으로 지질폐렴이 발병하였을 것이라는 가정 하에서 폐 병리 조직을 다시 관찰하니 미네랄 오일과 같은 이물질에 대항하기 위하여 인체에서 생성되는 지질함유 대식세포 lipid-laden macrophages를 발견한다.

의심하고 보아야 보인다. 그 전에는 관찰 못한 것인데.

이렇게 병원은 위험한 곳이야. 병원은 사람 사는 곳보다 세균이 더 많고 허약한 사람이 많으며 다양한 사람이 모여 있다. 그래서 더 무서울 수 있지. 그런데 우리나라에서도 이런 일이 발생할까? 발생하면 제대로 인지하고 제대로 된 역학조사를 할 수 있을까?

수술 후 창상감염

1980년 8월 12일 미시간 주에 위치한 3백 병상의 개인병원에서 4월 23일 이후부터 7예의 수술 후 연쇄상구균 상처감염 streptococcal postoperative wound infections이 발생하였다는 보고가 들어온다. 조사 결과 수술실 간호사가 보균자로서 수술 환자에게로 전파되었음이 밝혀졌다.

이런 것은 우리나라 병원에서도 충분히 발생할 수 있다. 그런데 우리나라는 병원 감염에 대한 유행 역학조사가 거의 없다. 인지하지 못하는 것이 가장 문제이지만 알아도 숨기려고 한다. 차라리 모르는 것이 나은지, 모르면 죄가 안 되는지 잘 모르겠다. 그렇지만 앞으로는 병원 내 집단 발병에 대한 역학조사가 많이 이루어져야 할 것이다.

이산화탄소와 아산화질소

2년 전인가. 어느 병원에서 마취과 의사가 수술을 하는데 환자가 이상 증세를 보여 마취에 대한 과민 반응인지 모른다고 생각하였다. 그런데 다음 환자도 마찬가지였다. 그래서 주사하던 마취 가스를 거두고 다른 마취가스를 바꾸었더니 무사히 수술을 할 수 있었다. 수술 후 마취과 의사가 나에게 와서 그 가스가 무엇인지 확인을 해 달라는 거였다.

가스를 조사하니 이산화탄소 CO_2였다. 마취가스는 아산화질소 N_2O인데, 어떻게 이런 일이 발생하였는지 알아보기 위하여 가스 공급실을 방문하니 액화 아산화질소 가스통이 4개 있었다. 검지관檢知管을 밀어넣으니 그 중 한 통에서만 이산화탄소가 나오고 있었다. 그때 함께 있던 20여 명이 그러한 사실을 알게 되었다. 그래서 공급회사에 알아보니 자기들은 배달만 하기 때문에 자세히 모른다며 제조회사에 연락하겠다고 하였다. 나도 시간이 없어 내 일을 하고 있었는데 제조회사에서 그 통을 회수해 갔다는 거였다.

한 달 후에는 권위 있는 기관에서 절대로 이산화탄소가 없었다고 연락이 올 것이라고 말하고 주위 마취과 의사에게 알려서 이런 사고에 대비하고 또 논문을 제출해야 한다고 했다. 아니나 다를까 약 한 달 후 국립과학수사연구소에서 그 통에 이산화탄소가 조금도 없었다는 공문이 왔다고 한다. 나는 당황하지 않았다. 그럴 줄 알고 있었으니까. 아마 다른 통을 보냈겠지.

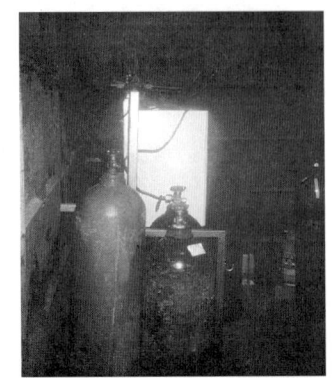
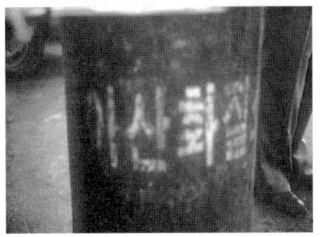

마취가스인 아산화질소(아래)통에 이산화탄소가 있어 마취사고가 발생하였다.

그 마취과 의사 대단하지. 그러면 나는? 나는 내 의무를 게을리 한 것을 안다. 이 일에 말려들었다가 웃기는 놈이 될 것이라고 추측했다. 내가 왜 그런 일을 알게 되어서 괴로워해야 하나. 모르면 행복한데. 그러면서도 이런 일은 누군가 밝혀 예방해야 한다는 것도 안다. 그 회사는 모르고 실수를 저질렀고 앞으로 잘 해결하여 더 이상 이런 일이 발생하지 않기를 진심으로 바랄 뿐이다. 그래도 이 회사는 모르고 했겠지. 알면서 실수를 저지를까? 그러나 그것은 아무도 모르지.

에탄올과 메탄올

　7-8년 전 어느 병원에서 상처에 소독하라고 간호사가 준 소독약을 환자가 마시고 사망하였다는 것이다. 사망 원인은 메탄올 중독이었다. 소독약을 마시고 죽다니, 환자가 잘못이라고? 그렇지는 않다. 그 환자는 상처를 소독할 때 메탄올이 몸에 흡수되어 그것으로 중독이 되어 정신이 혼미한 상태에서 마시게 되었을 것이다. 나중에 알고 보니 에탄올을 납품한 회사가 영리 목적으로 에탄올 대신에 메탄올을 공급한 것이었다. 에탄올 제조에 비하여 메탄올은 제조 비용이 1/3로 떨어진다고 한다. 기가 막혔지. 영리를 위해서 사람을 해치는 행위를 이렇게 하다니.
　그런데 4년 전 내 대학 동기 중 폐인이 된 친구가 있었다. 술을 좋아해서 많이 먹더니 장님이 되어 연락이 두절되었다는 것이다. 그때 이런 생각이 들더군. 술 대신 메탄올을 먹었겠구나 하는 생각.
　1998년 10월 17일 밤 12시경 포항 항구에 정박하고 있던 러시아 선박 화물선에서 러시아 선원 6명이 생일 파티를 하던 중 세 명이 술인 줄 알고 흰 병에 들어 있던 액체를 나누어 마신 후 한 명은 사망하고 두 명은 메탄올 중독으로 포항 기독병원에 입원한 적이 있다는 사실도 알게 되었다.
　1951년 미국 애틀랜타에서 5일간 메탄올이 함유된 밀수 위스키를 먹은 323명이 집단적으로 메탄올 중독을 일으킨 사실도 있었다.
　그럼 메탄올에 의하여 많은 피해가 발생할텐데 왜 발견이 안 되고 있을까? 동시 다발적으로 발생하지 않으니까? 그럼 얼마나 문제가 되면 알려질까? 대개 3이라는 숫자는 중요한 의미를 가지고 있다. 많은 희귀 질병은 세 명이 발생하면서 보고된다. 왜일까? 한 명은 그럴 수 있고, 두 명은 좀 이상하지만 그럴 수도 있겠지 이렇게 생각한다. 그러나 세 명이 발생하면 '이건 이상한데!' 하면서 이때 보고하는 경우가 많다.

그런데 우리나라는 다섯 명 이상이 생겨야 문제가 될 텐데 그런 경우는 정말 힘들 것이다. 더구나 이런 사실은 의사나 병원도 드러나는 것은 원치 않는다. 그래서 발견되지 않고 있을지도 모른다.

알코올 소독액은 요즘 많이 사용하지 않는다. 그러면 만일 소독약으로 에탄올 대신 메탄올이 공급되고 있다면 어떤 일이 발생할까? 소독약에 메탄올이 함유되어 있고 국민 및 의사가 피해를 보고 있겠구나 생각했지만 나는 아무런 방법이 없었다. 내가 말해도 사람들이 믿지 않을 것으로 생각했다. 그래도 여기저기 농담으로 말하고 다녔다. "우리나라는 영리를 위하여 에탄올 대신에 메탄올을 납품하는 회사가 있을 거다. 그로 인하여 죽는 환자가 있을 거다"라고.

산업재해 환자에게 인체에 유해한 공업용 가성소다로 만든 물비누를 관장액으로 사용하여 세 명이 사망하고, 두 명이 중태에 빠진 기사를 보게 되었다. 과거에는 농담으로 "5명이 문제가 되어야 알게 되는데"라고 한 말이 생각났다. 나는 죄의식을 느꼈다. 알면서 침묵하다니, 그래도 핑계는 댔다. "농담은 하고 다녔잖아" 하면서. 사람은 농담으로 받아들이지 그럴 수 있다고는 생각하지 않았다.

내가 농담으로 여기저기 말한 결과인지 관장약 사건 때문인지 미국에 있으면서 우연히 2000년 1월 우리나라에서도 공업용 메탄올을 섞어 만든 소독약이 대규모로 유통되고 있다는 기사를 보게 되었다. 이런 토막기사를 신문에서 우연히 읽게 되었다. 그 기사를 다시 소개한다.

'메틸' 섞은 소독약 대규모 시중 유통

『한겨레』 2000. 01. 14

사람 몸에 치명적일 수 있는 공업용 메틸알코올을 섞어 만든 가짜 소독용 알코올이 수도권 일대 폭넓게 유통돼 온 것으로 드러났다. 특히 이런 알코올은 전체 시장의 30%를 차지하고 있는 것으로 추정됐다. 서

> 울지검 형사2부(부장 표성수, 주임검사 정상환)는 13일 가짜 소독용 알코올을 대량으로 만들어 팔아온 최일식(50) 씨를 보건범죄 단속에 관한 특별조치법 위반 혐의로 구속하고, 판매업자 김성권(47) 씨에 대해 구속영장을 청구하는 한편 또 다른 판매업자 2명을 불구속 입건했다. 최씨는 94년 3월 경기 고양시 동산동에 100평짜리 무허가 비닐하우스에 약품공장을 차린 뒤 지금까지 메틸알코올을 40% 가량 섞은 소독용 알코올 18ℓ 들이 3만5천 통(시가 8억7500만 원)을 만들어 김씨 등 판매업자들에게 팔아온 혐의를 받고 있다. 메틸알코올은 에틸알코올과 달리 사람 몸에서 분해되지 않은 채 쌓이는 유해 물질로 사람이 마실 경우 시력 저하나 실명 또는 사망에 이를 정도로 치명적이어서 공업용으로만 제한돼 왔다.

의료 과실

우리나라에서는 의료 사고가 발생하면 의사가 무과실을 입증하여야 한다. 미국에서 의료 과실은 환자가 아래의 네 가지를 증명하여야 한다.

1. 책무
2. 책무 위반
3. 과실 행위와 손상과의 원인적 인과관계가 있어야 한다.
4. 손상(구타, 폭행)

의료과실 보험은 소송이 생기면 변호사가 나서 상대방 변호사와 상담 후 90%는 소송하지 않고 끝나며, 7%는 돈을 주고 해결하고, 2-3%만이 법정에 간다고 한다. 법정 소송에는 대개 의사가 이긴다고 한다.

군대 의료센터 마취의인 35세 된 월터 리드가 법정에 기소된 사실이 이곳 신문을 장식하고 있어 열심히 보고 있었다. 그는 1998년 16세 된 페어팍스 주의 중학교 2년생인 카타이 티야 양의 목에 난 낭종을 제거하다 사망에 이르게 한 것이다. 군대 대리인은 의사가 클린다마이신을 너무 빨리 주사하고 구조팀에 이를 이야기하지 않아 사망에 이르게 되었다고 주장한다. 대리 변호인은 클린다마이신을 너무 빨리 주사한 것이 사망의 책임이 있을 수 있지만, 구조팀에 이야기하지 않은 것은 구조팀이 그 사실을 알았다 해도 치료가 달라질 것이 없었기 때문이라고 주장한다. 13일 후 다른 병원에서 의사의 거짓말과 사망한 것은 무관하다고 하면서 변론을 폈다.

미국도 의료사고는 법적인 주요 문제이고, 우리나라도 점점 그렇게 변해 가는 것 같다. 이에 대한 연구가 많이 되어야 할 것이다.

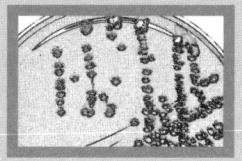

5 군인병

군인병과 보상 제도 | 핵 실험과 건강 장애 | 베트남전과 고엽제 | 베트남전과 기형아 | 우리나라와 고엽제 | 위암과 고엽제 | 고엽제와 미국 암 순위 | 독가스 시험 | 걸프전증후군 | 한랭감작증 | 군대 감염병 | 군인 연구의 중요성

군인병과 보상제도

　미국은 과거에서부터 군 복무 관련 질환 및 군인병에 대한 보상 기록을 갖고 있다. 남북전쟁 후에는 과민성심장 irritable heart과 외상 후스트레스 증후군의 초기 형태인 향수병 nostalgia이 대표적인 군 복무 관련 질환이었다. 제1차 세계대전 후 과민성심장은 '운동증후군 Effort Syndrome'으로 명명되었다. 또한 현재 급성 전투스트레스 반응 acute combat stress reaction인 '포탄 쇼크 Shell Shock'라는 질환도 있었다. 제2차 세계대전 전후에 운동증후군은 정신적인 요인에 의하여 발생한다고 생각하였다. 한국전쟁을 겪으면서 급성 전투스트레스 반응이 보고되었다.

　미국 퇴역 군인들의 군인병은 1970년대 이후 베트남전에서 노출된 고엽제에 의한 건강 장애를 시작으로 급격히 증가한다. 그들은 우리에 비하여 많은 보상을 받는다. 나는 부럽기도 하고 너무 하다고도 생각한다. 이들은 모병제이기 때문인지 보상에 관심이 많은데 우리처럼 강제로 모집하면 더 관심을 가져야 하지 않을까.

1. 장애 보상금

　군인으로 근무하면서 발생하거나 악화된 부상과 질병에 대하여 불명예 제대를 하지 않고 10% 이상 장애 대개 만성병은 10% 이상 장애에 포함됨가 발생하였다고 판정하면, 장애 급수대로 평생 매달 일정액의 현금을 주고 있다. 이 돈은 세금도 징수하지 않는다. 장애 보상금에 속하는 질병에는 고혈압, 당뇨, 빈혈, 동맥경화증, 관절염, 뇌출혈, 뇌경색, 기관지확장증, 결석, 간경화, 심장염, 간질, 나병, 암, 신장염, 정신병, 활동성결핵 및 위궤양 같은 질병의 대부분이 포함되어 있다.

군대에서 질병이 생기기를 기원해야 하나? 담배를 피워 생긴 질환이나 술에 의해 생긴 질환도 자기가 악착같이 먹지 않았다면 보상이 된다. 누가 악착같이 먹었다고 할까? 심심하고 외로워서 먹었다고 하겠지. 자살도 남에게 피해를 끼치지 않으면 보상이 된다. 각종 신경증, 정신병도 보상이 된다. 미국의 어떤 의사가 이렇게 보상을 하면서 국민 세금을 낭비해도 되느냐고 울분을 토로하던데, 이해할 만하다.

우리나라는 담배를 공급하고도 아무런 죄의식을 느끼지 못한다. 미국에서 담배를 그렇게 공급하였다면 모든 군 관계자는 일급 살인죄를 쓰고 평생 감옥에서 보낼지 모른다. 우리나라에서도 이제 담배로 인해 폐암에 걸렸다고 법정 투쟁을 하는 것을 보면 과거 담배를 공급한 군대는 곧 법정에 서게 되겠지. 살인죄가 내려질까, 불쌍한 국민을 죽였다고 표창할까.

2. 장애 연금

군인으로 90일 이상 근무하였고 하루라도 전쟁 중에 근무하였을 경우 소득이 적은 퇴역 군인에 대하여 매달 장애 연금을 지불한다. 군대만 갔다오고 그 기간 중 하루라도 전쟁이 있었으면 평생 걱정 없다. 낚시를 하면서 여가를 즐기면 된다.

3. 추정 군인병 Presumptive Service Connection

① 만성 질환: 여러 만성 질환(고혈압, 당뇨, 위궤양, 관절염)과 열대병(말라리아, 아메바증, 이질)이 제대년 안에 발생하거나 악화되어 10% 이상 장애가 생기면 추정 군인병으로 평생 동안 매달 현금을 수령한다(나병과 결핵은 3년 이내, 다발성 경화증은 7년 이내).

② 전쟁 포로: 30일 이상 전쟁 포로로 있었던 군인에 대한 보상 내용을 보면 전쟁 포로는 영웅으로 대접받는 것 같다. 아니 영웅 대접을 받고 있다. 고생을 했다고, 장애로 보상을 받는 위의 질환에 추가하여 포로 관련성 질환으로 많은 질병에 대하여 평생 보상받는

다. 포로 관련성 질환에는 비타민 결핍증, 각기 심장 질환, 심근경색증, 만성이질, 기생충병, 눈 위축을 포함한 영양 장애, 펠라그라, 영양 결핍, 정신병, 불안 상태와 기분 저하증, 우울 신경증, 외상후 골관절염, 신경성위장 증상, 소화기 궤양, 사지 신경병증, 한랭손상에 의한 관절염, 신경병증, 손상된 부위의 피부암 등이다.

③ 고엽제: 1962년 1월 9일부터 1975년 5월 5일 사이에 제초제에 노출됐던 베트남 복역 군인들에게 염소여드름 Chloracne, 혈색소 이상으로 생기는 피린증, 지연성 피부 포르피린증 Cutanea Tarda Porphyria, 연조직 육종, 호지킨병, 다발성 골수종, 호흡계 암(폐, 기관지, 인후, 기관), 비호지킨 림프종, 고환암, 급성-아급성 사지신경병증 등의 질환에 대한 보상을 실시한다.

④ 방사선 노출 군인: 방사선 실험 또는 진단용에 의해 방사선에 노출되거나 방사선 기사로 방사선에 일정량 이상 노출되어 방사선암에 걸렸을 경우 보상을 한다. 현재는 모든 암에 확대 실시되고 있다. 고엽제 문제가 대두될 당시 사회 문제가 되었다. 군대 시절 진단 목적으로 방사선 사진을 많이 찍어 노출량이 많으면 보상을 해야 한다. 그러므로 방사선 사진을 적게 찍으라는 방법까지 제시하고 있다. 한 곳의 퇴행성관절염이 방사선 노출에 의한 것이라면, 다른 곳도 임상 증상이 유사하면 퇴행성관절염으로 진단하라는 지침이 있다. 사진을 찍었는데 또 촬영하면 방사선에 노출시켰다고 의사도 고소를 당한다. 이건 너무 심한 것 같다.

⑤ 독가스: 독가스 실험에 동원된 군인들에게 발생한 일정 질병에 대한 보상을 실시한다.

⑥ 걸프전 군인: 걸프전에 참가한 사람이 걸프전증후군을 보이면 보상을 하고 있다.

미국 퇴역 군인은 자신의 질병이 과거 군대 노출과 조금이라도 관련이 되었을 것 같으면, 아니 관련이 없더라도 무조건 소송을 제기하는 것 같다. 부상으로 사지 일부가 절단된 사람은 순환기계 질환 등의 관련성이 인정된다. 이해할 것 같다. 절단되어 움직이지 않고 보상비로 많은 음식을 먹으면 심장 질환이 더 생길 것이다. 한랭손상도 후유증이 문제가 되고 있다. 과거 군대 시절 동상에 걸려 생긴 암, 신경염 등이 모두 인정이 되고 있다. 한국전쟁중 1·4 후퇴 때 추위로 인한 동상 환자가 많았다고 한다. 그때 동상을 앓았지만 사지를 절단하지 않은 퇴역 군인에게 순환기계 질환에 대한 보상을 하라고 하여 요즘 연구를 수행하고 있다. 한국전쟁이 끝난 지 50년이 넘었는데….

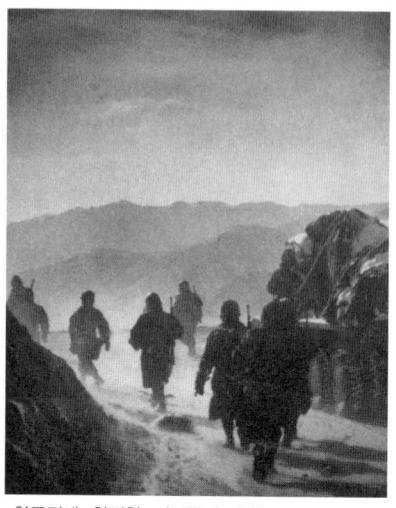
한국전에 참전한 미군들이 혹한으로 대거 동상에 걸렸다.

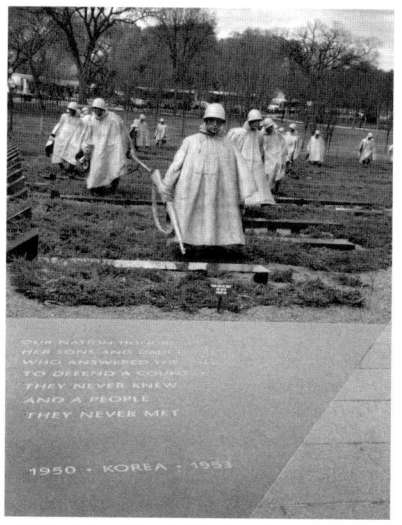
한국전 50주년을 기념해 워싱턴 디시에 세워진 한국전 참전 용사를 기리는 조각물.

1970년 3월부터 1971년 10월까지 군에 복무한 사람이 1993년 만성 골수성백혈병으로 진단을 받았다. 어머니는 대장암, 아버지는 루프스, 조카는 호지킨병에 걸려 있다. 가족력으로 암이 생긴 것일까? 1년6개월간 군대생활이 문제가 되었을까. 군생활중 외국에서 보일러공으로 보호구도 없이 고온에서 하루 6-7시간씩 보일러 청소를 하였다고 주장하고, 1998년 동료들도 이를 입증하는 증언을 한다. 벤젠 취급 여부는 자료에는 없으나 주장에 타당성이 있다고 하여 보상금을 받는다.

소음성 난청이 생기면 당연히 평생 보상을 받는다. 군대에서 수혈 후 생긴 C형 간염은 무료로 치료를 해 주는데 보상을 실시하라고 주장한다. 2000년 5월 15일 텔레비전에서 과거 세균전 시험에 동원되어 폐렴에 걸렸다고 주장하는 사람이 등장한 프로를 보았다. 국방부는 과학적 근거가 없다고 하고, 학자는 감염병에 걸릴 가능성이 있다고 주장하였다.

모든 퇴역 군인에 대하여 과거 약속한 대로 평생 무료로 치료를 해 달라고 주장한다. 군대가 이렇게 많은 질병이 발생하는 온상인데 무료 치료는 당연하지 않느냐는 것이다.

2000년 5월 17일 『워싱턴포스트』지 기사에 의하면 65세 미만에 적용해 오던 무료 약 처방을 퇴역 군인에게까지 확대한다고 한다. 1998년 9월부터 공법 105-368-103에 근거하여 전쟁 관련 질병과 퇴역 후 건강문제에 대한 국립연구센터의 설립을 계획하고 있어서 군인병 연구에 미국 정부가 박차를 가하고 있다.

우리도 군인병의 실체를 연구하여야 하겠지. 우리나라도 군대 시절에 생긴 질병과 상해는 군병원에서 무료로 치료를 해 준다. 그러나 군대에 근무하면서 접촉하게 되는 환경적 요인에 의하여 발생한 질병 및 상해의 후유증은 거의 방치되고 있으며, 심지어 개인에게 불이익도 주고 있다. 군대에서 사격 및 포격 훈련에 노출되어 소음성 난청이 되면 초기에는 자신도 모르고 지내다가 취직을 위해 건강진단을 받다 발견되어 면접이나 다른 방법으로 취업에서 제한을 받는다. 공기업과 사기업 모두 마찬가지이다. 그러고도 군대를 가라고? 위정자들은 자기 자식은 군대를 보내지 않기 위하여 애쓰면서 남보고는 가라고 한다. 요즘은 군대를 제대하고 취직할 때 주던 가산점도 남녀 불평등이라고 없어

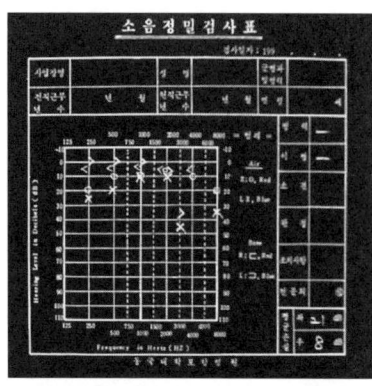

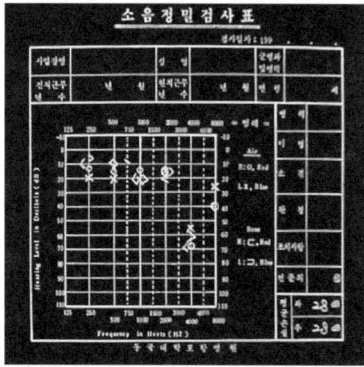

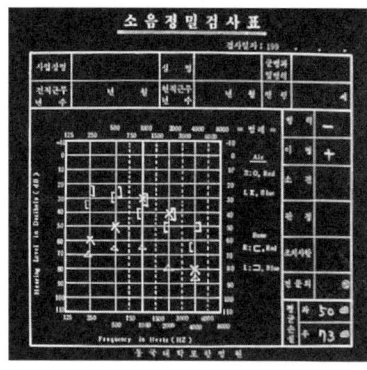

소음에 의한 청력 소실을 보이는 소음 정밀검사표.

지고 있다. 열심히 살수록, 국가에 봉사할수록 왜 불이익을 받아야 하는지. 군대에 강제 동원되어 열심히 사격 훈련하고 제대 후 그 결과로 생긴 소음성 난청으로 취직이 안 되는 나라. 국가기관에서 더 취직 제한이 있으니. 이럴 수는 없다. 이제 국민이 달라져야 한다. 질병이 생기면 과거 군대 시절 노출된 유해 환경에 대하여 보상을 청구하여야 한다. 사격 소음에 노출된 사람은 소음성 난청에 대하여, 잠수를 한 사람은 감압병에 대하여, 감염병의 후유증, 구타의 후유증, 그리고 유해 물질에 노출되었으면 그 유해 물질을 대상으로 국가에 청구하여야 한다.

우리 국민도 군대에서 결핵, 간염, 말라리아, 유행성출혈열 등에 걸리면 일찍 제대하는 것을 좋아만 할 것이 아니라 평생 보상을 청구해야 한다. 열심히 국가를 위해 일한 사람이 더 이상 불이익을 받아서는 안 된다. 강제로 국민을 동원한 나라가 더 신경을 써서 국민을 위해 주어야 한다. 그런 돈을 어떻게 감당하지? 그러면 앞으로 군대에서 건강 유해요인을 제거하기 위하여 최선을 다해야 한다. 그러다가 전쟁에 지기라도 하면? 자기 국민을 대접한 군대가 진 적이 없다. 그것이 승리의 지름길이다. 그렇게 하지 않아 지금까지 외국 도움으로 전쟁을 치렀으면서도 아직도 깨닫지 못하고 있으니. 모든 국민이 군대에 가는 것을 자랑스럽게 생각하도록 군대 환경을 개선하고 군대로 인한 불이익을 사회적으로 줄여가야 한다.

군대는 성역이 아니다. 군대는 국민의 삶의 기초이므로 그 기초를 단단히 하여야 한다. 우리가 알고 있는 사람 중 질병을 앓고 있는 사람이 있다면, 또는 과거 죽은 사람이 있다면, 그 원인이 군대 때문이 아닌지 파악해 보자.

미국은 군대에서 사용하는 모든 유해 물질을 조사하고 있다. 유해성이 있는데도 사용하면 나중에 엄청난 소송이 발생할 것을 아니까. 우리나라도 화학 물질을 폐기하고 있다. 그것도 이러한 연장선에서 이루어지고 있을 것이다. 한 번이라도 그 작업에 동원되었다면 앞으로 어떤 질병에 걸릴 수도 있고 그러면 국가에 소송을 제기하여야 하는데, 자신이 하는 업무를 알면서 할까?

미국에서 군인이 어떤 직업병으로 얼마나 보상을 받는지 알고 싶은데 힘들다. 퇴역 군인 보상금 청구 재판위원회에서 발간한 『국회 추가 보고서』라는 책자가 있다. 책을 찾다가 못 찾아 보훈부 도서관 사서에게 물어보았더니 자기가 한번 찾아보겠다고 하였다. 나는 있으면 좋지만 없어도 괜찮았다. 다시 도서관을 방문했을 때 책을 찾았다는 공문을 받고 책이 있었다. 그것도 국방부 도서관에서 빌려와서. 좀 기가 막혔다. 한국에서 온 사람에게 이렇게 신경을 써 주다니! 결국 국민 각자가 자기 일에 최선을 다하고 정부는 국민이 최선을 다하도록 체계를 잡아 주고, 이것이 국가가 발전해 가는 지름길이 아닐까? 나야 무료이므로 열심히 복사했지.

미국의 보상 절차를 알아보자. 우리나라 보훈처 보상 신청 절차도 잘 모르면서 남의 절차를 알려고 하니 이상하지만.

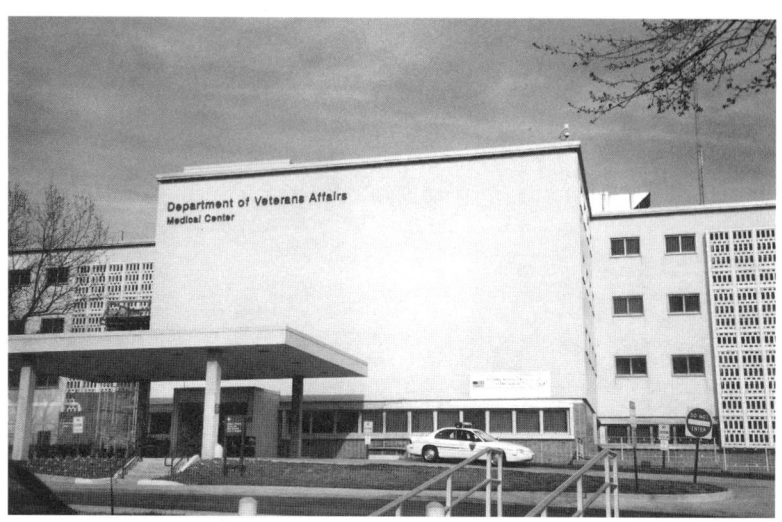

미국 워싱턴 디시에 위치한 보훈병원.

1. 보훈부 지역사무소에 보상 청구 신청을 한다.
2. 지역사무소는 군대를 갔었는지, 불명예 제대자가 아닌지 등을 검토하여 적격자인지 검토한다.
3. 보훈부 의료기관에서 장애에 대한 검사를 실시하고 최종 진단과 의견을 제시한다.
4. 판정에 불만이 있으면 보훈부 중앙본부에 항소한다.

장애 심사는 굉장히 중요하다. 평생 받을 금액을 결정하게 된다. 보훈부 중앙본부는 객관적으로 심의하기 위하여 노력하겠지만 내막은 나도 알 수 없다. 그런데 이때 심의한 내용을 인터넷에도 소개하고 CD로도 판매한다. 나도 1999년도 항소 내용이 담긴 CD를 구입하여 검토해 보니 소음성 난청, 외상후스트레스 증후군에 의한 장애, 만성중이염에 의한 합병증 등이 인정되었다. 그러나 인정되지 않은 경우가 더 많았다.

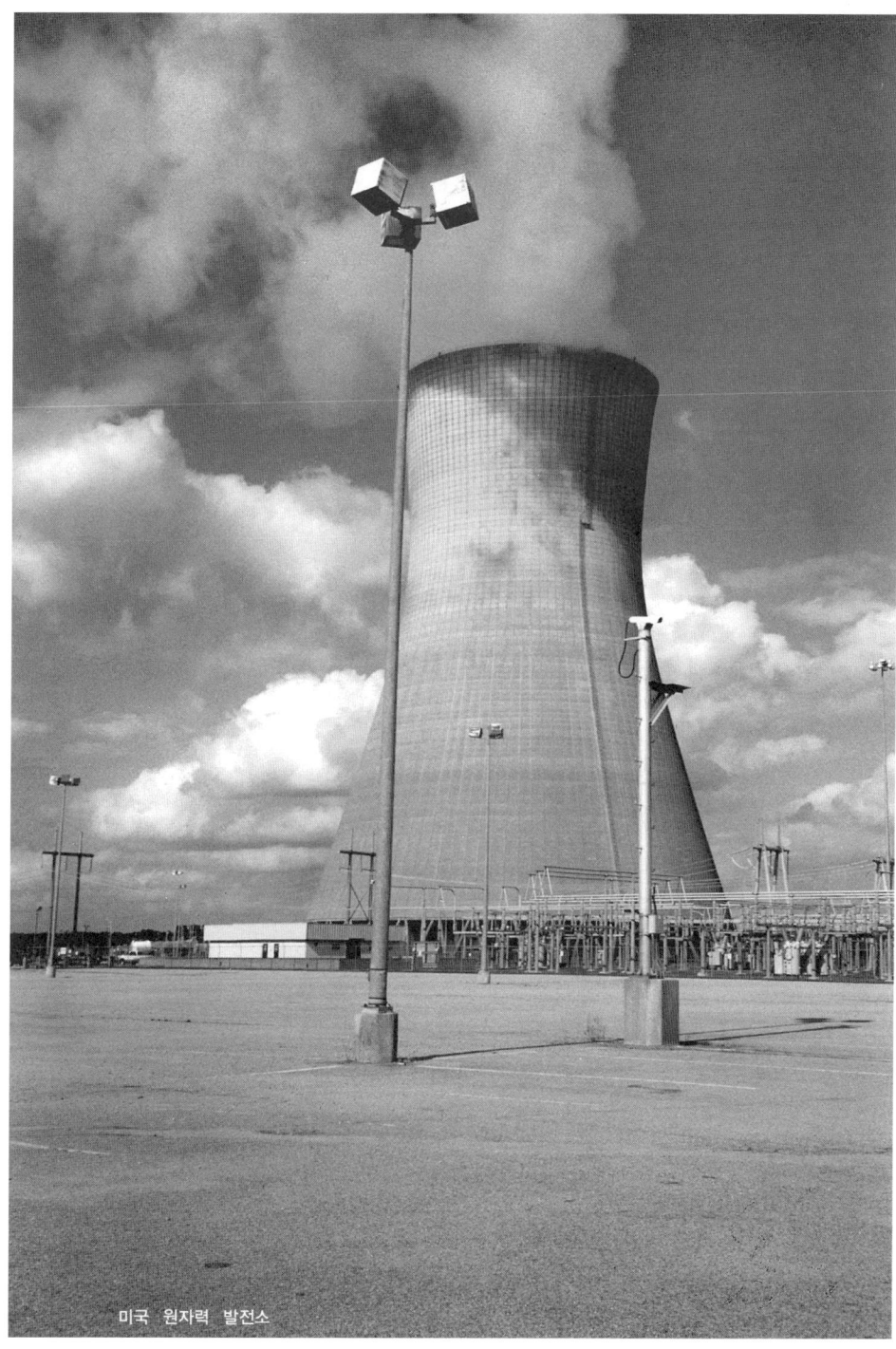
미국 원자력 발전소

핵 실험과 건강 장애

방사선은 고엽제보다 먼저 문제가 되었다. 베트남전에도 참가했던 폴 쿠퍼가 급성 골수성백혈병에 걸려 『ABC』 텔레비전 쇼에 출연하여 자신의 급성백혈병의 원인이 과거 핵 실험에 참여한 결과라고 주장하였다. 자신의 질병 원인을 군대 시절의 핵 실험이라고 생각한 단 한 사람. 이 단 한 명에 의하여 수많은 사람들이 보상을 받게 되는 순간이었다. 1974년 어느 날 밤에 어지러워 넘어졌다가 사지가 마비된 러셀 잭 단도 『ABC』 텔레비전 쇼를 보면서 자신의 질병도 핵 실험이 원인일지 모른다고 생각하고 의회 청문회에 참석하여 쿠퍼를 위한 증언을 한다.

미국은 1945년 7월 16일 멕시코에서 핵 실험을 시행하였고 1945년부터 1962년까지 네바다와 태평양에서 235번의 핵 실험을 실시하여 국방부는 25만여 명이 참가하였다고 추정하였다. 일본 히로시마와 나가사키 10마일 내에서 19만 명의 미국 군인 및 일본의 미국 포로가 방사선에 노출되었다. 결론적으로 25만여 명이 저농도 방사선에 연 0.6 렘rem에 노출되고 1,700명이 연 5 렘 이상 노출되었다. 과거 핵 실험시 환경단체의 반대에도 불구하고 안전하다고 국민을 설득한 정부는 당황한다.

그때부터 이들에 관한 건강 장애는 미국에서 초미의 관심사가 되어 백악관, 의회, 연방 정부, 관련 연구기관, 대학들이 단독 또는 협동으로 저농도 방사선 노출과 건강 장애에 관한 연구를 시행하게 된다. 질병관리국에 근무하는 칼드웰도 조사에 착수했다. 핵 실험 참가자를 조사하여 3,224명 중 백혈병 환자 9명을 발견하게 된다. 이는 기대치 3.5명보다 많은 것이었다. 이들이 더 노출되었거나 또는 지금까지 알려진 양보다 저농도에서 백혈병이 발생하였을 가능성이 있음을 시사하는 것이다. 다시 모든 암을 조사하였으나 112명 기대치 117.5명이 발견된다. 백혈병만 많이 발생한 꼴이다. 그 결과 이들이 노출량이 적고 다른 방사선 관련 암이 적어 우연이거나 다른 요인 또는 방사선이 포함될 수 있는 여러 위험 요인에 의하여 발생하였을 가능성이 있다고 논문을 발표한다.

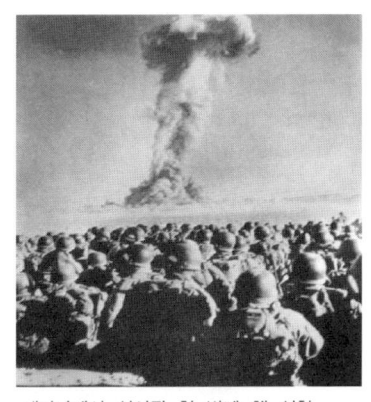

네바다에서 실시된 첫 번째 핵 실험.

1977년 3월 쿠퍼는 급성 골수성 백혈병으로 소송을 제기하고 미국 보훈부는 처음에는 관련이 없다고 부인하다 나중에는 승인한다. 그러나 승인한 이유는 언급하지 않았다. 과거 군대 시절에 림프관이 촉진되었다는 기록에 의존하여 승인하였지만 과학적인 근거에 의한 것 같지 않다. 미국 국립과학원의 의학한림원 IOM은 1983년 3월, 5개

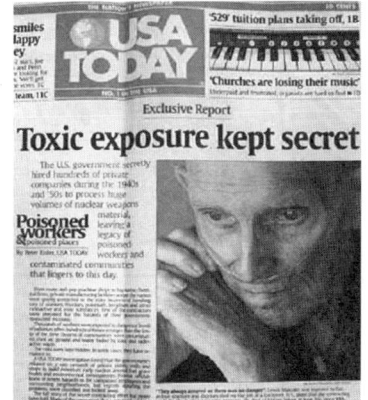

핵 무기 공장 근로자들은 일반인보다 백혈병 등 많은 병에 걸리고 있다고 보도한 신문기사.

실험 지역의 5만 명을 확보하고 이들 중 2/3에서 노출량을 파악 평균 0.9 렘, 2%가 5렘 이상 하여 조사한 결과 핵 실험 참가자에게서만 백혈병이 증가하고 다른 곳에서는 모든 암과 백혈병의 초과가 관찰되지 않았다고 보고한다.

그러나 이 연구는 건강군인 바이어스 healthy soldier bias가 있으며, 고농도 노출을 별도로 분석하지 않았으며, 잠복기를 고려하지 않았다. 또한 방사선 관련 암과 비관련 암을 합쳐서 분석하였다는 비판에 직면하게 된다. 의학한림원도 비판에 직면한다. 다른 기관에서

핵 실험 참가자를 대상으로 건강군인 바이어스를 수정하여 호흡기 암, 백혈병 같은 모든 암이 초과한다고 발표하였지만, 의학한림원은 선입견에 의한 잘못된 판단이라고 동의하지 않는다.

대부분의 학술적인 역학조사에서 저농도의 방사선 노출에 의한 암 발생은 우연에 의하여 백혈병 발생이 증가한 경우가 있을 뿐이라는 것이 주류를 이루고 있으며, 그러한 결과에 대하여 표본의 크기와 추후 기간을 더 늘여 조사하여야 정확한 결과를 알 수 있다는 주장이 제기되기도 한다. 이러한 논의의 결과로 의학한림원은 1980년 『저농도 방사선 노출이 건강에 미치는 영향』이라는 책자를 발간한다.

의회는 1984년 10월 24일 퇴역 군인의 다이옥신과 방사선 피폭의 보상에 대한 법령을 정하고 보훈부는 보상을 실시한다. 보상을 받기 위해서는 방사선에 노출되었다는 사실, 즉 핵 실험에 참가했다는 사실 이들은 대부분 극히 미량의 방사선에 노출됨만으로 충분하다. 이와 같은 결과로 수천 명의 퇴직 군인이 보상을 받았으며, 현재도 받고 있다. 이러한 결정이 되기까지 10년의 세월이 경과하였으며, 정부, 의회, 학회를 비롯한 모든 연구기관이 총동원하여 연구를 돌출한 결과이다. 그 근거는 저농도 방사선 노출로도 악성 암이 발생할 가능성이 완전히 없다고 부정할 수 없으므로, 또는 그 가능성이 어느 정도 있기 때문에 보상이 되는 것은 당연하다는 이론이다.

1984년 핵 실험이 실시된 지역 주민 1,200명이 소송을 제기한다. 법원은 저농도 방사선이 암과의 관련성이 있다고 생각한다. 암 환자 24명 중 백혈병 8명, 유방암 1명, 갑상선암 1명으로 이들은 보상이 필요하며, 핵 실험시 정부는 방사선 피폭의 위해를 경고하지 않은 죄도 있다고 판결한다. 서부영화의 명배우 존 웨인 등들이 암으로 죽자 서부영화를 촬영한 네바다가 핵 실험장이었으므로 이들이 방사선에 노출되어 암으로 사망하였다고 주장하는 책도 있다.

2000년 9월 6일부터 8일까지 3일간 『유에스투데이』지에 핵무기 제조시 민간 기업도 같이 협력하였는데 그때 고용된 근로자도 방사선을 포함한 각종 유해 요인에 노출되었지만 비밀로 하였고, 건강장애에 대한 연구도 거의 되지 않았으며, 환경오염에 대한 것도 방치하였다는 기사가 크게 났다. 『유에스투데이』지 기자가 10개월간 추적 조사를 실시하였다고 한다. 이 기사는 보상을 받지 못하고 있는 민간 기업 근로자도 보상을 하여야 한다는 여론을 끌어내는데 기여했다. 9월 7일에는 미국 상원의원이 핵무기 제조 근로자에 대하여 정부가 조치할 사항을 이행할 것이라는 기사가 났다.

의회의원의 반응이 빠르지. 이런 기자와 의회의원이 있는 미국이 부럽다. 아니 그렇지 않으면 생존할 수 없게 만든 미국 국민이 부러운가?

핵 폭탄이 투하된 일본도 막대한 피해를 입었지만 핵 폭탄을 제조한 미국의 근로자들도 많은 피해를 입었다. 핵무기는 지구상 모든 국가에서 사라졌으면 좋겠다. 또한 자국은 가지고 있으면서 남들에게는 만들지 말라는 것은 말이 되는지 생각해 볼 일이다.

베트남전과 고엽제

베트남전에 참전하고 귀국한 미군들이 조기 사망이나 선천성 기형에 대한 보상을 신청하였으나 고엽제와 관련성을 주장한 경우는 거의 없었다. 말기암 환자가 보훈부의 시카고 지부에서 고엽제와의 관련된 보상 청구를 하였으나 보훈부는 보상할 과학적 근거가 없다고 판정한다. 보훈부 여자 자문 의사는 고엽제 소송자들이 유사한 증상이 있다는 점에 착안하여 고엽제와의 관련성을 암시하는 글을 작성한다. 1978년 3월 시카고 텔레비전에 〈죽음의 안개, 에이전트 오렌지 Agent Orange:The Deadly Fog〉라는 제목으로 그 내용이 방송된다. 그러자 많은 베트남 퇴역 군인들이 보상 신청을 하고 그 자문의는 침묵으로 일관한다. 보훈부는 27건의 염소여드름만을 고엽제와 관련이 있다고 판단하여 보상을 하였고, 다른 질환은 과학적 근거가 없다며 보상을 하지 않았다고 발표한다.

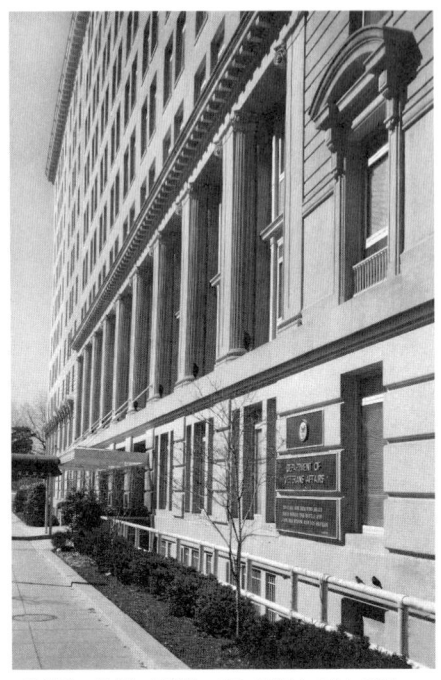

워싱턴 디시에 위치한 미국 보훈부 본부 건물.

그 후 보훈부는 의회의 압력과 계속되는 퇴역 군인의 비난으로 1978년 고엽제 등록을 시행하기 시작했다. 1998년 9월까지 27만여 명의 퇴역 군인에 대하여 고엽제 등록 프로그램을 적용하고 역학조사를 시작한다. 공군은 고엽제를 살포한 랜치 핸드 소속 공군을 대상으로 1980년 12월 조사를 시작하고, 질병관리본부와 각 주도 조사를 실시한다.

미국 베트남 퇴역 군인들은 오스트레일리아, 뉴질랜드 퇴역 군인 1만5천 명으로 이루어진 집단 소송을 하고 300명은 개별 소송을 제기한다. 이들은 고엽제를 제조한 7개 회사를 대상으로 소송을 제기한다. 판사는 역학조사, 동물 실험, 전문의학 지식을 증거로 채택하지 않고 고엽제에 노출된 사람들에 관한 역학적 조사만을 증거로 채택하지만 그 시점에서 대부분 조사 결과가 부정적이거나 결론적이 아니어서 인정할 연구가 없다고 주장한다. 서로 판정 결과를 두려워한 피고와 원고측 변호사들이 합의를 하여 원고측이 6년만인

1984년 5월에 집단 소송에 1억8천만 달러를 내놓았지만 개별 소송은 전부 패소한다. 판결을 담당한 웨인스타인 판사는 법과 과학계 양쪽에서 비판을 받는다. 법적 결정은 과학적 가설과 결론이 없는 연구를 바탕으로 한 판결이었다.

그러나 연방정부는 적극적으로 대응하고, 국회는 법률을 제정하면서 역학조사와 환자 진료를 돕는다. 보훈부는 1979년 고엽제 자문위원회를 설립한다. 1981년 3월에 제정된 공법 97-72조에 의하여 고엽제에 폭로된 퇴역 군인들에게 의료 서비스를 제공하는 범위를 확대한다. 질병이 선천성, 발달 장애 그리고 외상에 의한 것이 아니라면 의료 서비스가 제공되도록 한다.

1990년 질병관리연구소는 베트남 퇴역 군인에게서 초과 암 발생의 증거가 없다고 연구 결과를 발표하지만 국회 고엽제위원회는 질병관리본부 연구에 결점이 있다고 하면서 1991년 2월 고엽제 관련 법령 공법 102-4조을 통과시킨다. 그러면서 의회는 의학한림원에 자문을 구한다. 의학한림원에서는 1994년과 1996년, 1998년 세 차례 다이옥신 관련 연구에 관한 논문을 검토하고, 앞으로 연구 방향을 제시하면서 고엽제 관련 질환을 선정한다. 1996년까지 78,094명의 퇴역 군인과 유족은 장애 연금과 유족 연금을 청구하여 4,255건에 대한 보상을 받고 49,392명은 의료 서비스를 받게 된다.

2000년 3월 15일 의회에서 고

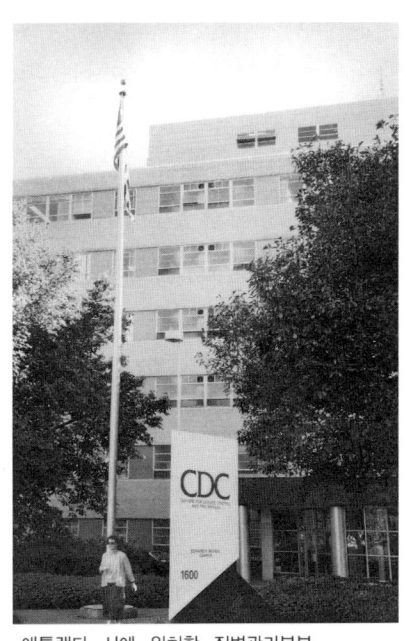

애틀랜타 시에 위치한 질병관리본부.

엽제 청문회가 열렸다. 나도 참석하였다. 청문회 주 내용은 랜치 핸드 연구 결과에 대한 비판이었다. 18년 전부터 25년 계획으로 공군

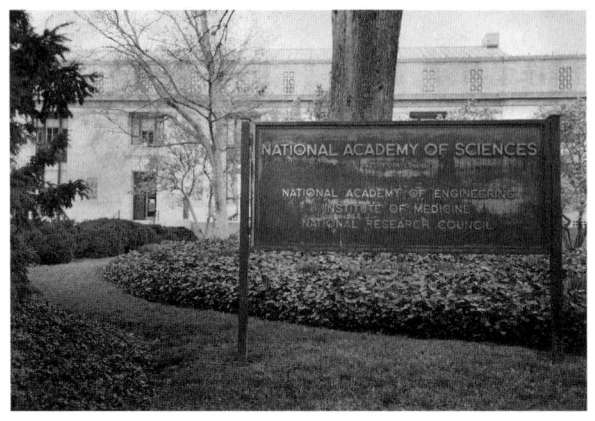

워싱턴 디시에 위치한 미국 국립과학아카데미. 미국의 과학에 관한 가장 중요한 결정이 이루어지는 곳이다.

고엽제 살포자 1,300명에 대하여 1억4천만 달러라는 막대한 경비를 사용한 연구가 제대로 수행되었느냐는 것이 골자였다. 정부 연구 감독기관은 연구 대상자 수가 적어 암 등 희귀 질환 연구에 부적절했으며, 지금까지 베트남전에 참전한 아버지가 낳은 자식에게서 발생한 척추이분증 이외 어떠한 고엽제 인정 질환에도 긍정적 또는 부정적으로 기여한 것이 없다는 조사 결과를 발표한다. 그러자 랜치 핸드 연구책임자는 초창기에는 여러 문제가 있었으나, 자신들은 최선을 다했으며, 척추이분증이 고엽제 후유증으로 인정받는데 기여하였고, 당뇨병이 고엽제와 관련되었다는 사실을 처음으로 발표하였으며, 많은 대학의 학자들과 협력하여 연구를 진행하여 왔다고 항변한다. 결론적으로 이 연구는 반드시 계속되어야 하는데 대상자의 수를 늘리고 정부 기관에서 민간 대학으로 연구를 넘겨야 한다고 주장한다.

당뇨병은 랜치 핸드 조사에서 노출량이 많을수록 다이옥신 농도가 높을수록 발생률이 유의하게 높다고 조사되었으나, 질병관리본부 연구에서는 유의한 관계가 관찰되지 않는다. 의학한림원은 두 연구를 같은 방법으로 새로 분석하라고 지시한다. 재분석한 결과 두 조사

에서 전체적으로 당뇨병의 발생률이 유의하지 않게 나타나는데, 랜치 핸드 연구는 다이옥신 혈중 농도와 당뇨병 발생률이 유의한 용량-반응 관계를 보인다. 이러한 결과를 검토한 보훈부는 2000년 대통령 선거에 앞서 10월 3일, 당뇨병에 대한 보상을 결정한다. 이 결정은 정치적으로 이루어진 것이라는 견해가 있는 것 같다.

여기 보훈부에서 전립선암과 고엽제에 관한 연구를 수행하여 관련이 없다는 결과가 나왔다고 한다. 그런데 클린턴 대통령이 전립선암을 고엽제 질환으로 인정하였다고 한다. 현재 그 논문은 발표하지 않고 있다.

베트남전과 기형아

「미국 베트남전 퇴역 여군의 분만 결과」. 이 논문은 베트남전에 참전했던 제대 여군이 낳은 자식들에 대한 보상을 결정한 논문이어서 그 내용을 소개하고자 한다. 즉, 고엽제에 의한 선천성 기형이 발생할 수 있다는 사실을 뒷받침한 것으로 이들에 대한 보상의 길을 유도한 논문이므로 매우 가치가 있다. 베트남에서 근무한 미국 여군은 총 5,230명으로, 그 중 1965년 7월 4일부터 1973년 3월 28일까지 베트남에서 근무한 대상자는 4,643명이었다. 이 가운데 4,390명이 조사 당시 생존자들이다. 이들은 대부분 간호사들이고 대조군은 같은 기간 여군으로 근무하였으나, 베트남에 참전한 적이 없는 6,657명 중 임의로 선정한 4,390명이다.

조사 방법은 전화로 설문 조사하였고, 새로운 전화번호는 용역을 통하여 알아냈다. 베트남 근무 여군은 베트남에 근무한 이후 첫 번째 임신, 대조군은 1965년 7월 4일 이후 첫 번째 임신 또는 군대 입대 후 첫 임신으로 하였다.

분만 결과는 사산, 저체중아, 조산, 선천성 기형 형태, 기능, 대사, 유전 결손으로 분리 등으로 분류하였다. 선천성 기형은 확인이 곤란하다고 생각하여 소아과 역학자가 전화 조사 내용을 재분류하였으며, 이 중 중증 이상의 장애는 본인의 동의를 얻어 30년 전 병원 기록을 확인하였다. 성인이 되어 사

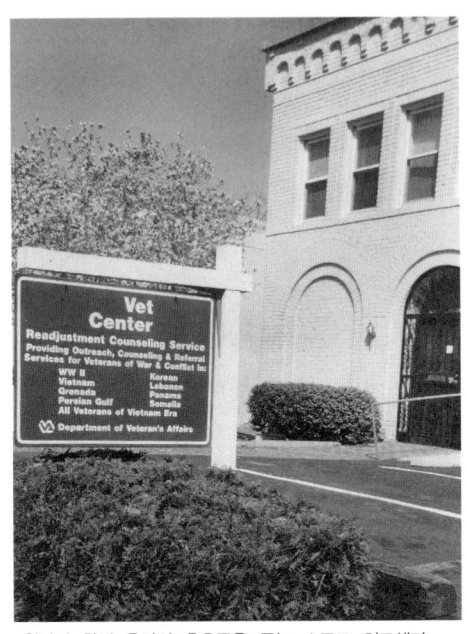

월남전 참전 용사의 후유증을 돕는 소규모 치료센터.

망한 어린이의 자료는 본인의 동의를 얻을 수 없기 때문에 열람할 수 없었다. 그럼에도 불구하고 30년 전 자료를 이 정도라도 열람한 것이 다행인가? 베트남 근무 여군 3,392명, 대조군 3,038명을 비교할 수 있었고, 베트남 근무 여군 1,665명, 대조군 1,912명의 첫 임신에 대하여 비교하였다. 사산, 저체중아 출산, 조산 등은 양 군에서 유의한 차이가 없었으나, 선천성 기형은 베트남에서 근무한 여군에게서 유의하게 많았다.

이 연구도 많은 제한점이 있었으며, 특히 병원 기록이 많지 않아 대상자를 찾아 전화로 조사하였다. 노출 항목은 베트남에 근무 여부로 분류하였고, 장점이라면 대부분 베트남 여군이 조사되었다는 것이며, 대조군이 적절하고 참여율이 높았다는 점이다. 이 연구를 바탕으로 의회는 바로 입법화한다.

이런 연구는 베트남 국민들에게는 큰 도움이 된다. 그들은 고엽제에 의하여 기형이 많이 발생하였다고 계속 주장하여 왔으나, 연

구 결과를 신뢰할 수 없다고 배척해 왔다.

연구자가 국제적으로 신뢰를 얻을 수 있는 연구를 한다는 것이 얼마나 중요한지 알겠지? 우리나라는 미국 다음으로 많은 인원이 베트남전에 참여하였다. 몇 편의 연구가 있을까?

부모의 질환이 자식에게 문제가 될까? 어머니에게서 생긴 여러 가지 문제가 자식에게 많은 영향을 준다는 것은 쉽게 이해할 수 있고, 또한 많은 경험도 가지고 있다. 임신시 약물, 방사선, 화학 물질에 노출되면 자식에게 기형을 야기한다는 것은 누구나 공감하고 있다. 베트남 여군한테서 태어난 아이가 선천성 기형이 더 많아 고엽제 후유증으로 지정될 것이라는 이야기는 한 적이 있다.

아버지가 유해 물질에 노출되면 어떻게 될까? 유해 물질이 정자에 영향을 미쳐 자식도 영향을 받을까? 고엽제 경우도 아버지가 노출되면 자식에게 척추이분증이 더 많이 발현된다고 하여 보상 질환에 추가되었는데 어떻게 생각하는지. 연과 수은에 노출된 아버지의 자식이 자연 유산이 더 많다는 보고도 있다. 페인트에 노출된 아버지에게서 태어난 자식이 뇌암과 백혈병이 더 많다는 보고도 있다. 아마 생활양식과 관련되어 이런 일이 생길 수 있으므로 유전과 연관하여 확정적으로 말하기는 어렵다. 그래도 유해 물질에 노출되는 아버지에게서 낳을 태아를 보호하는 정책을 수립하기는 하여야 할 것 같다.

암을 포함한 많은 질병은 돌연변이에 의하여 유발된다고 한다. 돌연변이는 연령에 따라 축적되고 유전되거나 방사선, 바이러스, 화학 물질의 노출에 의하여 발생할 수 있다. 특히 X 염색체는 돌연변이가 발생한 많은 유전자를 운반하므로 가족 질환을 일으킨다고 한다. 그러면 아버지에 의한 돌연변이가 자식에게 유전되므로 화학 물질에 노출되어도 자식에게 영향을 줄 것이다.

우리나라와 고엽제

우리나라에서는 1964년 9월부터 1973년 3월까지 주월 한국군사령부를 포함하여 3개 전투부대와 4개의 지원부대에서 연 인원 32만 명의 장병들이 베트남전에 참전하였다. 한국군이 살포한 고엽제 양은 미군의 25분의 1 정도이다. 한국군은 헬리콥터를 이용하여 160갤런을 11헥타르의 면적에 살포하였다. 한국군은 헬리콥터를 주로 이용하여 백마, 맹호부대가 '고엽작전', '낙엽작전'이라는 이름으로 고엽제를 살포하는 작전을 수행하였다.

그래서 피해가 적었을 것 같다고? 천만의 말씀. 고엽제는 음식, 물을 오염시켜서 베트남에서 근무하였으면 누구에게 얼마나 더 노출되었는지 아무도 모른다. 살포할 당시 상황을 보면 미군은 우주복까지 입고 살포하였는데, 한국군은 날씨도 더운데 미군들이 한심하다고 하면서 웃통도 벗고 손으로 만지면서 살포하였다고 한다. 그 시절 한국군이 안전에 신경을 썼을까? 음식이나 물도 함부로 먹고 오염된 물에서 수영도 하고 하였겠지.

미국에서 1978년부터 문제가 되어 온 고엽제 후유증에 대하여 우리나라는 13년간 모르고 있었다. 기자들은 어디에 있었고, 미국에 공부하러 가거나 공부하고 돌아온 그 많은 학자와 의사는? 그건 나도 마찬가지이다. 모르고 있었으니. 미국에서는 국민에게 문제가 된 것들을 연구하는데, 우리는 그것도 모르고 그 결과만 공부하고 와서 그런가? 국민과 관련이 있다고 생각하여 외면하는가?

고엽제가 우리에게 알려진 것은 호주로 이민 간 전 한국군 장교가 1991년 6월 25일 베트남 귀환 미군과 호주 참전 군인들이 고엽제 제조회사로부터 피해 보상을 받았다는 사실을 알리면서부터였다.

1991년 9월 26일에는 파월 유공전우회가 고속도로를 점거하면서 고엽제에 의한 피해 군인을 구제하라고 요구하였고 이후 법률로 관련 보상 정책이 시행되었다.

시위를 해야 해결되는 나라. 나는 언론에 보도되자마자 그동안 알지 못한 것에 대한 죄책감을 느끼고 문헌을 살펴보았다. 신문에 난 고엽제 피해 환자라고 주장하는 사람의 집을 방문하였다. 그리고 이 문제는 중요한 문제이며, 국민의 문제이므로 이들에게 도움이 되어야 한다고 생각하였다. 그때 처음으로 휴전선에도 고엽제가 살포되었다는 것도 알았다. 그러나 주장하지 못하였지. 후에 한국에서 근무한 미군이 자신이 한국에서 살포된 고엽제에 의하여 피해를 보았다고 소송을 제기하여 알려지게 되었다.

나는 고엽제 피해자에게 진단서를 써 주었다. 이들이 일정 기간 동안 베트남전에 참가하였고, 현재 이러이러한 병이 있어 고엽제 후유증일 가능성이 있어 정밀검사와 역학조사가 필요하다고. 그 결과 내가 출

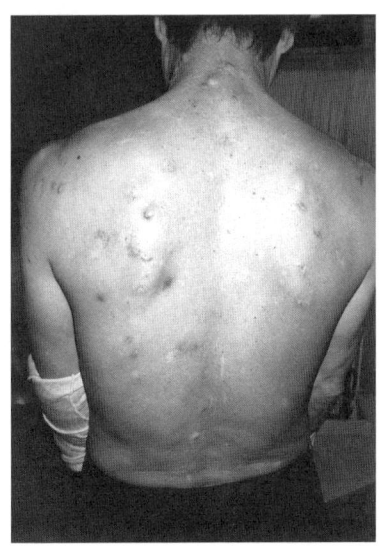

고엽제 후유증의 하나인 염소성 여드름.

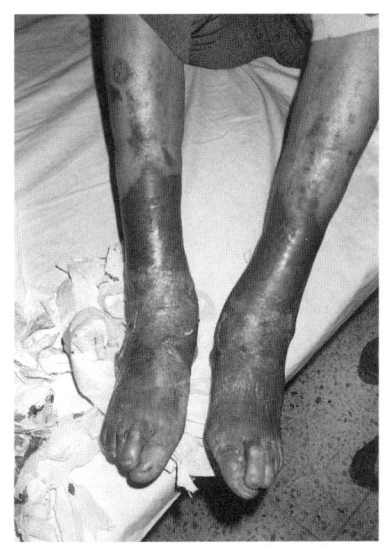

고엽제 후유증으로 혈관이 막혀 하체가 썩어들어가는 증세.

근하던 포항병원의 내 방은 전국 각지에서 진단서를 받으러 온 환자로 진을 쳤다. 제대로 걷지 못해서 몇 십만 원 들여서 택시 타고 인천과 완도에서 왔다며, 진단서를 써 주는 의사가 없다고 말했다. 나는 서울 재향군인회 본부에 이 이야기를 하였고, 내가 쓰는 식으로 진단서를 써 달라고 하면 어디서나 써 줄 것이라고 했다. 그들은 교통비를 절약하였고, 많은 의사들이 고엽제 진단서 쓰는 방법을 익혔을 것이다. 나는 포항 지역 사람들에게 진단서를 작성하여 주었는데 6개월쯤 뒤 인천에 가면 4만 원만 주면 진단서를 잘 써 주는 의사가 있다고 하며 내 진단서를 팽개치는 환자가 있었다. 그곳으로 가라고 했지. 그 후, 그 의사가 써준 진단서는 보훈병원에서 인정을 해 주지 않았다고 한다.

정부는 1992년 8월, 국가 유공자 예우에 관한 법률을 근거로 고엽제 후유증 환자 보상 대책을 수립하였고 국가보훈처에서는 고엽제 피해에 대한 사례를 접수하기 시작했다. 1993년 3월 10일 정부는 고엽제 후유의증 진료 등에 관한 법률을 제정하여 고엽제 관련 환자들의 보상과 치료에 관한 사항을 법률로 정했다. 베트남전에서 동맹군 현황을 보면 미군이 1965년 1월부터 1973년 3월까지 2백만 내지 3백만 명이 동남아에 주둔하였고 이들 대부분이 베트남에서 근무하였다고 한다. 그 다음으로 많은 인원이 한국군이었고, 오스트레일리아, 뉴질랜드, 필리핀 및 태국 등이 참전하였다. 우리가 두 번째로 많은 인원이 참전했었지만 고엽제 후유증에 대하여 그렇게 모르고 있었다니.

위암과 고엽제

고엽제 문제가 대두된 초기에 포항병원에서 포항 지역의 고엽제 환자들에 대하여 진단서를 작성해 주며 도움을 준 적이 있었다. 그런데 어떤 사람이 회사 대표인데 자기 동료들을 돕고 싶다면서 경제적으로 능력이 없는 사람들의 검사비도 대 주는 것 같았다. 어떤 때는 나에게 양주도 선물하고. 거절은 하면서도 받으면서 생각했다. 언젠가 진단서가 필요하니까 이렇게 하겠지. 그러나 그는 모든 검사 결과가 정상이었다.

자기는 고엽제 후유증을 앓고 있으며 끝없이 싸우고 있다는 거였다. 나는 듣기만 했다. 이 병을 극복하기 위해서는 공기가 좋아야 한다며, 할 수 없이 포항 시내에서 청하면으로 거주지를 옮겼다는 것이다. 좋은 공기가 건강에 좋겠지. 자신은 운동을 열심히 해야 한다고, 그래야만 살 수 있다고 하였다. 그것도 좋겠지. 면역 증강제를 먹어야 한다고 했다. 그런 것이 있나? 약장수 이야기겠지. 겉으로는 건강하게 보였다. 어느 날 그가 고엽제에 대하여 소설을 썼다며 보여 주었다. 성씨가 고씨였는데 자기 동료를 찾아서 그 비참한 생활을 취재 형식으로 쓴 소설이었다. 그는 소설가가 되어 있었다. 무엇인가 이득이 있으니 이렇게 관심이 있겠지라고 생각했다.

어느 날 후유의증으로 인정을 받았다고 하였다. 그럼 그렇지. 나는 일정한 거리를 두고 그를 대했다. 못 사는 것 같지는 않았다. 그래도 거리를 둘 수밖에 없었다. 잘 생기고 젊게 보였다.

그러나 한동안 만나지 못하고 지냈다. 그러던 어느 날 부인의 전화가 왔다. 남편이 사망하여 진단서가 필요하다고, 위암으로 진단을 받고 원자력병원에 갔을 때는 수술도 불가능할 정도였다고 하였다. 원자력병원에 확인을 해보았다. 위암으로 수술 후 사망. 갑자기 머리가 띵했다. 너무나 미안하였다. 이 사람이 고엽제 후유증이라고 그렇게 싸워 왔다고 하던데. 정말로 싸워 왔다고 느껴졌다. 그리고 위암도 고엽제 후유증일 것이라고.

부인이 아들과 함께 찾아왔다. 자식이 하나였는데 대학교 1학년이었다. "너는 어떠니?" "저는 건강해요. 아버지가 저는 건강하고 전혀 문제가 없다고 늘 강조하셨는데요." 그 사람 얼굴이 생각났다. 그는 자기 아들의 운명을 비관적으로 생각하면서 빌고 또 빌었겠구나. 비로소 고엽제에 의한 2세 조사의 기막힌 현실을 직감하게 되었다. 2세를 조사해서 유전성이라면 좋아할까? 자식이 결함이 있다고 세상에 공표하는 꼴인데. 성장 후 결혼과 취직에 지장을 주기도 하겠지. 아! 문제가 된다면 차라리 조사 없이 보상을 원하는 사람만 도덕적 차원에서 보상을 해 주는 것이 더 인간적이란 말인가? 방사선, 고엽제, 독가스, 걸프전 모두 2세 문제가 중요한 조사 내용이 될 수밖에 없다. 그러나 거기에는 얼마나 많은 고통이 있을까? 국가를 위해 베트남전에 참전했는데, 자식 낳고 잘 살기 위해 베트남에 갔는데, 그 자식이 자기 때문에.

위암! 운동을 많이 해서 위암에 걸렸을까? 그래 발암 물질은 그 나라에서 많은 암에 발현하는 것은 당연한 이치가 아닌가? 그런데 이런 주장이 타당할까? 먹혀들어 갈까? 미국에 와서 보니 이들이 고엽제 암이라고 하는 것은 자기 나라에 많은 암이 아닌가? 내가 바라는 것은 세월이 지나 미국에서 고엽제 후유증으로 모든 암이 인정되기를 기다리는 것. 그래도 위암은 가장 늦게 인정될텐데. 아니 이미 위장 관계 암은 관련이 없다는 4군에 속하는데, 여기도 대장암은 많은데…. 능력이 없으면 생각을 말자. 그래도 그 사람 얼굴이 생각이 난다.

여러 조사에서 고엽제에 의한 면역 결핍 증상이 나타났다. 어느 날 다른 고엽제 환자에게 "면역 보강제를 복용하면 어때요?" 하고 권유하였다. 자기도 알고 있지만 가격이 비싸다고 했다.

고엽제와 미국 암 순위

미국에서는 남자의 암 발생률이 1십만 명당 475.5명인데 이중 54.

5%인 259명이 고엽제로 생긴 암으로 보상을 받고 있다. 미국에서 보상이 가능한 암은 폐암을 제외하면 모두 해당된다. 만일 고엽제가 발암 물질로 암을 유발하고 특별한 조직 친화성이 없다면 지방세포와 친화성이 있다고 하지만, 미국인에게 잘 나타나는 암이 더 발생할 것이다. 한국인에게는 한국인에게 많은 암이 발생할 가능성이 많다.

암 발생이 촉발제 initiator와 촉매제 promoter에 의하여 발생하고, 촉발제가 고엽제라면 촉매제는 자기 지역에 많은 발암 요인이고 그 결과 그 지역에서 많이 나타나는 암이 더 발생하지 않을까? 그러나 우리는 우리의 연구가 없기 때문에 미국의 암 인정 기준에 준하여 그대로 따라갈 따름이다. 물론 다른 나라의 조사를 그대로 사용하는 것은 문제다. 우리는 조사가 되지 않아 그대로 따라가니까 국민은 국민대로, 자존심은 자존심대로, 모두 엉망이 된다. 그렇다면 우리나라가 고엽제에 대한 보상을 하면서 미국의 보상 질환을 그대로 적용할 경우 어떠한 문제가 발생할 수 있을까?

1. 암 순위에 따른 점유율의 차이: 발생률이 높거나 관심 있는 질병이 더 조사되었을 가능성이 있다. 대부분의 조사가 편향적인 선택을 가지고 있기 때문이다. 미국은 남자의 발생 암에 대해 50% 이상을 보상하고 있는데, 우리나라는 20% 정도 보상할까? 같은 암이 보상되고 있다고 하여도 이렇게 질적인 차이가 있다.

2. 미국에서는 소음성 난청(우리나라는 취직이 안 됨) 등 이미 많은 질환이 보상되고 있다.

3. 버거병으로 후에 다리를 절단하게 되면, 미국에서는 사지 절단에 의한 장애로 보상될 것이다.

4. 외상후스트레스 증후군과 같은 정신과 질환은 군인병으로 보상 및 재활 치료가 되고 있어서 고엽제 후유증에 포함될 이유가 없다.

5. 방사선 노출 쪽으로 빠져나가 보상을 받고 있을 수 있다. 핵 실

험 후 베트남 전쟁이 발생하여 두 가지를 동시에 경험한 사람은 어디서나 좋은 쪽으로 보상이 가능하다.

6. 급성 및 아급성 말초신경병은 노출 후 1년 내 진단을 받아야 하지만 우리나라에서는 과거 이러한 진단을 받기 어려웠다.

7. 척추이분 spina bifida도 우리나라에서는 진단도 못한 채 사망하였을 가능성이 높지 않을까. 지금까지 이 질환으로 우리나라에서는 단 1명만이 보상을 받았다고 한다. 미국에서는 척추이분증은 출생 시 발견되어 적극적인 치료를 하고 있는 질환이다.

8. 왜 피부암은 보상이 안 되지? 베트남은 햇빛이 강해 피부암 발생 가능성도 많을 것 같은데.

9. 우리나라에서는 암 환자는 이미 많이 죽었겠지. 진단을 더 받지 못하고 치료도 안 되었을 가능성이 높지 않을까.

독가스 시험

머스터드가스는 1917년 독일군이 영국군을 상대로 처음 사용하였다. 제1차 세계대전에서 미국 원정군 중 약 28,000명이 독가스로 고통을 당하였다. 제2차 세계대전에서는 머스터드가스가 사용되지 않았지만 독일, 일본, 미국, 영국은 이를 생산하여 만일의 사태에 대비하고 있었다. 미국은 자원자를 받아 보호복, 보호 크림 개발을 위한 인체시험을 비밀리에 실시하였다.

1980년 초 과거 독가스 실험에 참여하였다는 퇴역 군인들이 보훈부에 보상을 요구하며 소송이 늘어났다. 고엽제가 사회 문제화되니 자신의 질병 원인을 군대에서 노출된 유해 물질과 연결하여 생각한 결과인가? 실험에 참가한 개인들의 기록이 부족하고 장기적인 효과를 몰라서 판단에 어려움이 생긴다. 의회, 국민, 퇴역 군인 및 언론의 압력으로 보훈부 장관이 1991년 6월 11일 보상 지침을 발표하고 의학한림원에 검토를 요청한다.

의학한림원은 1993년 보고서를 발표한다. 50년 전인 1941년부터 1975년까지 6만 명이 독가스에 대한 인간 시험군으로 사용되었고, 4천 명은 고농도의 독가스에 폭로되었다. 가볍게 첩포시험을 한 방울 실시하거나 실내에서 심하게 실험한 경우도 있었다. 그때 피부 화상을 입거나 흡입에 의한 상기도 고통이 있고 가스 마스크가 새는 것을 발견한 경우도 있었다. 이러한 사실로 폭로 농도가 제1차 세계 대전에서 폭로된 것만큼 높은 적도 있었다고 추정한다. 이 실험을 맨-브레이크 man-break 시험이라고 부르는데 자원자를 대상으로 시험하였다고 하지만 거짓반 진실반으로 회유하여 참여하게 하였다. 1933년부터 독가스에 의하여 만성 건강 장애가 있다고 알려져 있었지만 미국에서 독가스 시험에 동원된 군인에 대하여 추구조사나 건강 관리를 해 주지 않았다. 의학한림원 위원회는 퇴역 군인은 국가를 위하여 명예로운 희생을 하였다고 생각한다. 다시 말하면 국가는 퇴역 군인들에게 비밀을 지키라고 강요하였고 관료들은 이러한 시험을 실시하였다는 사실을 부인하여 퇴역 군인과 국가의 명예를 실추시켰다는 것이다. 군인에 대한 모든 시험은 공공 윤리 규정에 의하여 진행되어야 한다. 의학한림원은 맨-브레이크 시험의 후유증을 파악하기 위하여 250명 이상의 피해 퇴역 군인을 만나 보았다고 한다.

미국에서는 독가스의 건강 장애에 대한 연구가 거의 없어 대부분 유럽 논문을 검토하여 독가스 폭로에 의한 보상 질환을 결정한다. 만성결막염, 급성비임파성 백혈병, 천식, 만성기관지염, 만성후두염, 만성폐쇄성 폐질환, 각막불투명체, 폐기종, 각막염, 후두암, 폐암, 비인후암, 상처, 피부 상피세포암 등이 보상 질환이 된다. 그러나 얼마나 보상을 받았을까! 50년 전이니 이미 대부분 사망하였겠지. 그래도 이들의 명예가 약간 회복되었나?

걸프전증후군

걸프전은 쿠웨이트의 이라크 침범에 대응하여 일어난 미국과 이라크간의 전쟁이다. 미국이 이라크에 퍼부은 공중전은 1991년 1월 중순경 시작하여 지상전이 개시된 5일 후 이라크의 항복으로 끝났고, 2월 28일 전쟁은 종전된다. 이 전쟁은 냉전 체제 이후 미국이 세계 유일의 최강국으로서 치른 전쟁이었다는 점에서 주목을 받았다. 이 전쟁에서 미군을 포함한 다국적군 전사자와 행방 불명자는 187명이었고, 이라크군은 1만2천에서 1만7천명이 희생되었다고 추정한다. 이 전쟁은 하이테크 무기에 의해 치러지고, 하이테크 미디어에 의해 전 세계에 생중계된 전쟁이었다.

걸프전은 미국의 승리로 끝났다. 그러나 그들은 다시 더 무서운 전쟁을 치르고 있다. 바로 걸프전증후군이다. 1991년 2월 15일 걸프전에서 돌아오자 많은 군인이 여러 증상을 호소하기 시작했다. 1992년 호소하는 여러 증상에 대한 임상 사례가 발표됐다. 급성 전투스트레스 반응, 외상후스트레스증후군, 만성피로증후군에서 보이는 다양한 증상으로 표현되는 정확한 실체가 증명되지 않은 증상군을 '걸프전증후군'으로 명명한다.

유해 인자는 원유 매연, 화학 및 생물학적 전쟁 무기 CBW, 화학 및 생물학적 전쟁 무기에 대한 예방 물질, 여러 종류의 예방 접종, 열화 우라늄, 농약 및 토착 감염병 등이라고 추정한다. 미국은 1990년 8월 8일부터 1991년 7월 31일까지 단 하루라도 페르시아 걸프전에 배치되었던 미군 696,562명을 걸프전 참전 미군으로 정의한다.

1997년 11월 8일, 빌 클린턴 대통령은 많은 걸프전 참전 병사들이 호소하고 있는 신체적 이상 증상인 이른바 '걸프전증후군'에 대한 철저한 조사를 위해 국방부의 조사 활동을 점검할 독립적 감시위원회를 둔다. 클린턴 대통령은 이와 함께 걸프전증후군의 원인을 밝혀내기 위한 새로운 연구 자금으로 1,320만 달러를 배정키로 한다. 미 의회는 행정부쪽이 걸프전증후군의 원인 규명에 소극적이라는 비판 여론과 관련해 국방부쪽의 조사 활동과는 별개로 독립된 조사 활동을 벌일 것을 백악관에 권고해 왔다. 국방부는 걸프전증후군이 걸프전 당시 화학, 생물학 무기에 노출됐기 때문이라는 논란의 핵심을 기피해 왔었다. 걸프전 참전자에 대한 건강 장애 조사 결과는 다음과 같다.

첫째, 걸프전 참전자는 전쟁중이거나 끝난 후 자연사가 초과하였다는 증거는 없다. 단지 상해와 같은 외부적인 원인에 의한 사망이 초과한 것 같다. 이것은 전쟁에 참여한 군인에게서 대개 관찰되는 현상이다. 둘째, 임상 자료에 의하면, 근골격계 질환과 불명확한 증상 ill-defined conditions이 주요 문제가 되고 있다. 셋째, 임상 자료와 역학 자료에 의하면 스트레스와 관련된 질환이 주요한 부분을 차지하고 있다. 국방부와 보훈부는 건강 등록 검사 프로그램을 통하여 70만 중 10만 명에 대한 건강 조사를 끝내고 245개의 연구 용역을 수행한다.

걸프전 참전자에 대한 국가 차원의 연구가 지금도 진행중이며, 보훈부 환경역학과는 2000년 이후 20년간 연구 계획을 진행하고 있다. 이들은 건강 진단을 실시하면서 철저한 안내와 검사 및 사진, 컴퓨터 신경행동 검사, 차비·호텔 숙박비·식사비 지급, 시간 사용에 대해 당사자 200달러, 배우자 200달러, 자녀당 50달러 등 모든 경비를 지불하면서 연구를 진행하고 있다. 현재 걸프전증후군은 미국 연구의 중요한 핵심 과제로 부각하고 있다.

걸프전에 우리나라 의료진들도 참가하였지. 이들에 관한 건강 장애는 계속 조사해야 하는데…. 과거 고엽제 경험도 있고. 주 파견 부대가 의료진이니 잘 조사되고 있겠지.

군 의료단 본대 안착, 사우디 담맘 시서 당분간 활동

『한국일보』 1991. 1. 26

걸프전쟁의 다국적군을 지원하기 위해 파견된 국군의료지원단 (단장 최명규 대령) 본대 1백34명이 24일 상오 8시15분(한국 시간 24일 하오 2시15분) 사우디아라비아에 안착, 본격적인 현지 활동에 들어갔다. 의료지원단은 당초 알누아이리아 시로 가 선발대 20명과 합류할 예정이었으나, 숙박 시설 부족 등 현지 사정으로 사우디 북동부의 담맘 시로 이동, 파하드 국왕 군의료센터에 여장을 풀었다. 알누아이리아 시 야전병원의 수용 시설이 부족하게 된 것은 본대 도착에 앞서 전쟁이 발발, 부상자들이 몰릴 것에 대비해 사우디 정부가 필리핀과 사우디 의료진 등을 이 병원에 배치했기 때문인 것으로 알려졌다. 의료지원단 관계자는 알누아이리아 시 야전병원 수용 시설이 확충될 때까지 담맘에서 의료활동을 하기로 사우디 정부측과 합의했다며 담맘에서의 활동 기간은 3-4주가 될 것이라고 말했다.

한랭감작증
Cold Sensitivity

한랭손상은 동결성 한랭손상과 비동결성 한랭손상으로 분류할 수 있다. 동결성 한랭손상은 동상이 대표적인 것으로 영하의 온도에서 일어나는데 보온 장구의 발달과 위생 환경의 개선, 군대에서 예방 및 교육 등으로 일상 생활에서 많이 사라졌다. 비동결성 한랭손상은 액침 손상 또는 참호족으로 알려져 있는데, 신체 일부분이 며칠에서부터 몇 주까지의 장기간 동안 습하고, 영상인 한랭에 노출되어 사지 말단조직의 손상이 초래되는 것이다. 동결성 한랭손상과 비교하여 조직액의 동결은 없으나, 지속적인 혈관의 수축으로 인한 혈류 감소가 국소 조직의 손상을 초래하는 질병이다. 직업적으로 한랭 환경에 노출될 수 있는 냉장·냉동산업과 관련된 음·식료품 제조업체, 겨울철 전방에 근무하는 군인 및 어업 종사자 등에게서 잘 발생한다.

비동결성 한랭손상은 오랫동안 군진軍陳의학의 영역에서 연구되

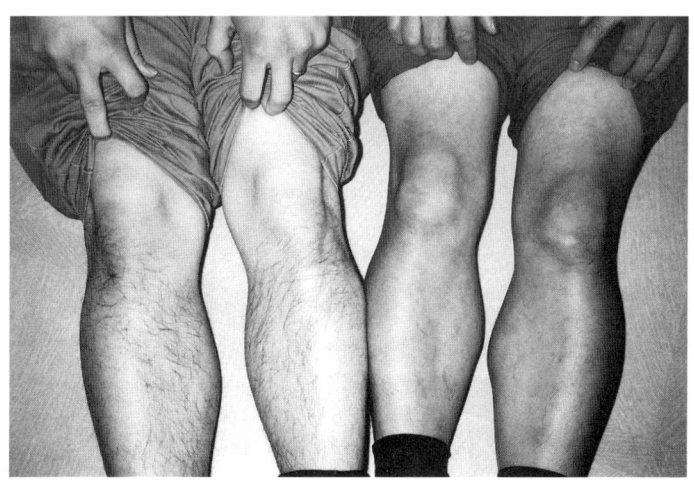

정상인과 한랭감작증(오른쪽)에 걸린 환자의 다리 비교.

었지만 제1차 세계대전 이후 비동결성 한랭손상과 동결성 한랭손상의 구분이 가능해졌다. 그러나 비동결성 한랭손상이 동결성 한랭손상과 함께 발현하는 경우가 많아 최근까지도 용어와 진단에 어려움이 많았다. 비동결성 한랭손상의 합병증이 레이노현상과 유사하나 최근에는 레이노현상의 일부로 생각되었던 신경, 혈관 증상 중에서 명확한 원인을 설명할 수 없는 경우에 과거 한랭 노출의 경험이 있으면 한랭감작증이라고 진단하는 경향이 있다.

보병한테 흔하고 추위에 노출되고 있는 동안에 가벼운 증상을 나타내며 시간이 흐른 후에 많은 만성적인 문제를 일으킨다. 합병증으로는 한랭감작, 통증, 다한증 등 다양하다. 가장 흔하고 중요한 합병증은 추위에 민감한 것인데 이것이 바로 한랭감작증이다. 날씨가 추워지면 손상을 입은 사지에 추위를 더 느껴 참기 힘들어지며, 가온은 매우 느리게 진행된다. 미미한 추위에 노출되어도 충분히 온도가 상승되었다고 느끼기까지는 6시간 이상 걸린다고 한다. 한랭감작이 있는 사람들은 겨울철에 외출을 꺼리게 되고, 때로는 여름 동안에도 이런 증상이 발생할 수 있어, 사회적·직업적으로 제한을 받기도 한다.

제2차 세계대전과 한국전에 참가한 많은 군인들이 한랭손상을 입었다. 이들에 대하여 미국은 장기 건강 장애를 조사하여 보상을 실시한다. 보상이 되고 있는 질환은 관절통, 동통, 감각마비, 한랭감작, 조직결손, 손발톱 이상, 색깔 변화, 다한증 등이다. 또한 골다공증, 관절하 도려낸 병터 subarticular punched out lesions 및 골관절염 등의 방사선 이상 소견이다. 하지 절단 후 생긴 무릎관절 이상 또는 양측 발목관절의 이상이 (절단되었을 때는) 심혈관계 질환에 영향을 미친다고 인정하여 보상을 실시한다. 현재 한랭손상에 의하여 절단 없이 심혈관계 질환이 발생할 가능성에 대한 연구가 진행중이다.

우리나라에는 많은 사람들이 군대생활을 겨울날 전방에서 한 적이 있을 것이다. 나도 군대는 갔다 왔지만, 그리 최전방에서 근무한 것은 아니지. 이런 사람들이 자기도 모르게 한랭손상을 입고, 지금까지도 합병증에 시달리고 있을지도 모르지. 이런 유사한 증상을 가진 환자들이 병원에 찾아오면 반드시 추위에 장시간 노출된 적이 있는지를 물어봐야 하겠지.

2001년 포항병원에서 한랭감작증 사례를 조사하게 되었다. 미국에 있으면서 우리나라에도 많을 것이라 생각했는데, 마침 포항병원에서 이렇게 빨리 만날 줄이야. 냉동 창고에서 지게차를 운전하던 32세 남자가 추위에 노출될 때마다 두통, 관절통, 호흡 곤란, 전신 통증 등을 호소하였던 사례였다. 여러 검사에서는 정상이었는데, 수지피부 온도 검사와 적외선 컴퓨터 촬영을 통해 대조인보다 피부 온도가 낮았고, 한랭 노출 후 온도의 회복이 대조인보다 느린 것으로 관찰되어 한랭감작증으로 진단하게 되었다.

군대 감염병

미군에게 감염병 문제는 중요하다. 미군은 전 세계에 퍼져 있으니까 감염병의 위험성은 계속 강조될 것이다. 이러한 감염병이 유행하게 된 이유는 다음과 같다.

1. 환경 - 벌채/식목, 홍수/가뭄, 기근, 물의 생태계 변화
2. 인간 행위 - 성, 약물 사용, 여행, 음식, 오락
3. 식량 공급 - 세계화, 변화과정
4. 국민 건강 하부구조 - 조사를 위한 부적합 프로그램, 훈련, 작업장 제공

5. 미생물 적응 – 독성의 변화, 독소 생산, 약물 저항: 만성 질환의 공동 인자
6. 사회적 변화 – 도시의 쇠퇴, 빈곤, 이주
7. 건강 관리 약물 – 감소된 면역 억제, 의료 기구들, 항생제 오용

감염병 유행은 전에 이야기한 대로 1918년 인플루엔자의 세계적 유행이 중요하다. 아직도 인플루엔자는 미군을 위협하는 한 요인이다. 1995년 12월 526명의 선원 중 498명에 대해 인플루엔자 예방접종을 했음에도 불구하고, 1996년 2월 인플루엔자가 유행하였다. 이로 인하여 이틀간 배를 정박하고 45명을 격리했으며 1명을 입원 조처했다. 발생률은 접종 유무와 관련 없이 41%였다. 그리스에서는 약물에 저항하는 캄필로박터 Campylobacter가 유행하였다. 1997년 10월 그리스에서 훈련을 마치고 귀국한 군인에게서 설사병이 생겼다. 350명 중 203명이 감염되고, 29명이 확진되어 담아놓은 물이 원인이라고 추론했다. 미국 국방부는 1998년 11월 세계적으로 발생한 감염병 조사와 대응 시스템 전략안을 발간한다. 바이러스성 장염이 미 해병 선박에서 발생했는데 그 원인으로는 칼리시 바이러스 Caliciviruses가 많았기 때문이라고 한다.

우리나라에서는 삼일열 원충 Plasmodium vivax에 의한 말라리아가 1993년에 재출현하였다. 주로 군인에게서 발생했지만 민간인들에게서도 발생하고 있었다. 미군에서도 발생하고 있었다. 1997년 30예, 1998년 33예, 1999년 45예가 발생하였다. 이 중 95예가 진단 시 또는 진단 전에 한국에서 근무하였다. 한국 사례 95명 중 51예 54%가 한국 밖의 18개 의료기관에서 진단을 받았다. 한국이 원인인 사례의 절반이 감염 6-9개월 후에 진단을 받았다.

위의 내용을 보면서 혹시 우리나라 말라리아의 원인이 미군이 아닐까 하는 생각이 들었다. 말라리아는 최근 휴전선 부위의 한 지점에서

시작하여 퍼지는 양상을 보여 북한에서 넘어온 것으로 생각한다. 북한이 가난해지면서 가축도 적어지고 모기가 피를 빨기가 힘들어지면서 남쪽으로 넘어왔다고도 한다. 그렇다면 왜 한 지점에서 퍼질까? 왜 20년이란 기간 동안 발병이 없었을까? 이북에서 넘어오면 동시 다발로 여기 저기 발생할텐데. 만일 일부 사람에 의하여 외국에서 유입이 되었다면? 그럴 가능성도 있다. 외국여행이 거의 없을 것이기 때문에 북한 군인은 불가능할 것이다. 한국 군인도 적을 것이다. 그 나이에 외국여행을 할 정도면 전방에 근무하지 않고 부모가 후방에 근무하도록 조치를 취했을 것이다. 그러면 미국은 여기 저기 이동하므로 말라리아 유행 지역에 근무하던 군인이 말라리아에 걸려 한국에 와서 근무할 수 있었겠지. 그러면서 한 지점을 중심으로 퍼지는 양상을 보일 수 있다. 우리가 미군에 의하여 말라리아 유행이 시작하였을 가능성도 검토하였는지 궁금하다. 분자역학적 연구로 북한에서 전파되었다고 추정하고 있는데 나도 그렇다고 확정하는 것이 아니라 이렇게 다양하게 생각해 보아야 한다는 것이다. 북한에서 온 균이 한 지점으로부터 유행한 것이 이해가 잘 안 된다.

우리나라 군인에게 발생하는 감염병도 잘 감시되고 역학조사가 진행되어야 하는데. 군인에 대한 역학조사는 조직적으로 수행하기 쉽고, 국민에게 발생하는 질병의 전초전이 될 수도 있으므로 아주 중요하다.

군인 연구의 중요성

군인 및 퇴역 군인에 대한 연구의 중요성은 두말할 필요가 없다. 과거 이들에 대한 연구를 통하여 의학이 급진적으로 발전해 왔다. 전쟁은 역설적이게도 과학 발전에 많은 기여를 한다. 그만큼 군인을 대상으로 한 연구는 국가 발전을 위하여 중요하다. 또한 군인같이 다양한 종류의 사람이 획일적으로 모인 집단이 없다. 즉, 군인을 연구에 잘 활용하면 과학이 발전할 수 있다.

미국에서는 군인과 퇴역 군인에 대한 연구가 광범위하게 진행되고 있다. 한 명이 제기한 보상에 대하여 언론기관, 법원, 정부기관, 의회 등이 적극적으로 진실을 밝히고자 노력하면서 연구가 진행되는 것을 알 수 있다. 정부의 연구소가 다양한 연구를 수행할 수 있는 이유는 연구비가 많으며, 연구의 일부는 전문기관에 조사 용역을 줄 수 있고, 다른 기관 및 대학, 연구소와 협동으로 연구를 수행할 수 있기 때문이다. 의학한림원은 국가의 중요 문제에 대하여 문헌을 검토하고 연구 방향을 설정해 가며, 국회와 연구기관에 자문 역할을 담당하고 있다. 각 기관에서 역학조사를 수행하기 위하여 서로 코호트 Cohort를 구성하고 상호 협력하여 공유하고 있다. 이러한 자료는 국민의 것이므로 국민이 요구하면 디스켓으로 만들어 데이터베이스를 공개하여야 하는 의무를 가지고 있다.

역학 연구에서 어떤 사건이 발생하여 끝날 때까지의 경과를 '자연사'라고 한다. 많은 환자에 대한 자연사의 기술 자료는 어떤 증후군을 한 독립된 질병으로 분류하는데 도움을 준다. 또한 그 질병

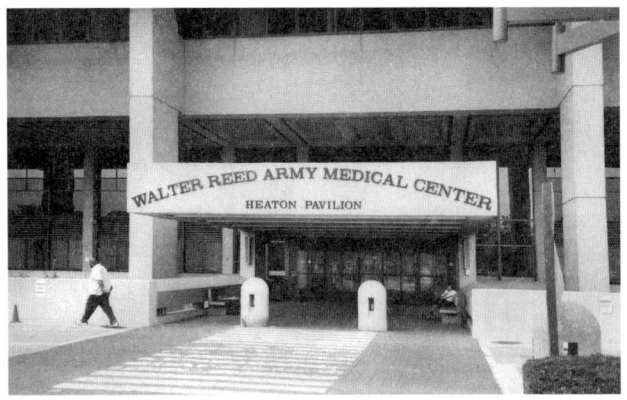

워싱턴 디시에 위치한 미국 월터 리드 육군병원.

의 자연사에 대한 통계는 임상 의사들에게 진단 기준이 될 뿐 아니라 예후를 추정하는데 유용하다. 미국에서 이러한 자연사를 파악하기 위한 노력은 많이 진행되었고 의학서적도 많이 만들어졌다. 이러한 노력의 일환으로 메디칼 팔로우업 에이전시 Medical Follow-up Agency가 있다.

미국은 제2차 세계대전이 끝나고 전쟁으로 부상당한 많은 환자들을 총괄, 정리하여 그들의 경과를 계속적으로 관찰하면서 의학 발전에 기여할 수 있다고 생각했다. 제1차 세계대전 이후 의무 기록을 정리하지 못하였다는 반성이 일면서 제2차 세계대전이 끝난 후 1946년 3월 5일, 디베이커 대령은 커크 장군이 갖고 있던 많은 축적된 자료를 바탕으로 전쟁중 발생한 질병의 자연사와 치료 후 상태를 추구조사하는 것을 포함하여 임상 환자연구를 하여야 한다고 조언했다. '위궤양 환자에 대해서는 합병증'을 조사할 수 있으며, '악성암에 의한 변화 유무'를 파악할 수 있다. 또한 '두부외상, 골결손, 말초신경 장애 등의 만성 후유증'을 파악할 수 있다. 이러한 발상이 수용되어 오늘의 미국 군진의학이 이루어지고 미국의학이 발전하는 틀이 마련되었다.

메디칼 팔로우업 에이전시를 만들어 이들 환자를 50년 이상 추구조사를 함으로써 학문적 업적을 극대화할 수 있었다. 이 에이전시는 국립과학아카데미 NAS 산하 의학한림원에 속해 있으며, 많은 연구가 진행되었고 현재도 진행되고 있다.

미국 군인들은 많은 코호트 집단에 속해 여러 연구가 진행되고 있다. 그 예로 탄저병 예방접종을 실시하면서 동시에 그 후유증을 조사한다. 어떤 군인은 후유증을 모르는 접종은 맞을 수 없다고 주장하며, 군대를 그만두라면 그만두지만, 자신은 군인으로 일하고 싶다며 소송을 제기하기도 한다. 현재까지 탄저병 예방접종은 뚜렷한 후유증이 밝혀지지 않았다. 그 연구 중의 하나가 한국에 주둔하고 있는 미군에 대해서도 진행되고 있다.

1. 투베르쿨린 양성 환자의 발생률, 결핵 환자에 대한 방사선 진단의 효율을 파악할 수 있었다.
2. 군대에서 봉사한 16,000쌍의 쌍생아를 대상으로 200편 이상의 각종 질환에 대한 쌍생아 연구가 실시되었다.
3. 레이더에 폭로되는 군인을 대상으로 건강 장애를 계속 조사하고 있다.
4. 사지 절단자에게서 발생할 수 있는 후유증을 계속 조사하고 있다.
5. B형 간염에 오염된 황열 백신을 330,000명에게 주사하여 B형 간염의 유행이 발생한다. 이를 통해 B형 간염의 자연사를 알게 되고 건강한 성인은 거의 만성 보균자가 되지 않는다는 사실도 알게 된다.
6. 유행성 출혈열을 앓은 지 3-4년 후 신장 및 비뇨생식기 질환이 증가한다는 사실을 관찰하였다.

우리나라도 군인의 자료를 전산화하여 추적조사를 실시하여야 한다. 그러기 위해서 의사가 의무 기록을 철저히 작성하여야 하며, 군진의학이 발전하여야 한다. 이러한 연구가 없다면 우리는 전쟁에서 이기기 어렵고 승리해도 우리 것이 되지 못한다. 일본은 자신들이 시행한 세균전에 대한 연구를 미국에 넘겨주어 사법 처리를 면했다는 이야기도 있다.

과거 내가 군대시절에 본 일본 전쟁영화가 생각난다. 전쟁영화는 대개 재미가 없는데, 그 영화는 따분한 군 시절에 본 영화인데다 처음 본 일본영화였기 때문인지 재미있었다. 내용은 1900년대 초 러시아와의 전쟁에서 승리하기 위하여 군인이 추위를 어떻게 이겨 내느냐를 고민하는 내용이었다. 한 부대는 부대 단위로 겨울에 일본의 높은 산을 등

반하고, 한 부대는 정예 요원을 선출하여 몇 명이 그 산을 정복할 계획을 세운다. 그 결과 전자는 거의 전 부대원이 동사한다. 기억나는 것은 소변을 보면서 소리를 지르며 죽는 장면이었다. 지금도 그렇게 죽은 이유를 모르겠다. 후자는 피해가 거의 없었다. 마지막 장면은 희생된 그들의 기념비를 만들고 일본인들이 늘 참배하는 모습을 보여 주었다. 일본이 러시아와 싸워 이긴 이유를 알겠더군. 바로 러시아와 싸우기 위하여 한랭손상을 극복하고자 하는 연구가 그들을 이기게 한 것이다. 군인의 여러 가지 독특한 특성이 좋은 연구 대상이 될 수 있다. 이들은 코호트 대상이 되기 쉬우며 코호트 연구는 원인과 질병 관계를 연구하는 가장 좋은 틀이다. 건강군인 효과라면? 다른 사람보다 더 건강하다는 단점도 있지만 역으로 이것이 장점도 된다. 물론 미국은 다른 측면에서 그러한 연구를 위한 실험으로 야기된 각종 청구소송으로 현재 몸살을 앓고 있지만.

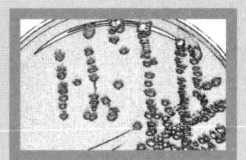

6 감염병

역학 조사관 | 조류인플루엔자 | 박쥐와 광견병 | 광우병 | 라임병 | 예르시니아증 | 레지오넬라증 | 에이즈 | 헬리코박터 파이로리 | 웨스트나일 바이러스 | 머릿니 | 세균전 | 기타 감염병 카펫 / 에볼라 바이러스 / 황달의 유행 / 장염의 유행 / 신경계 질환 유행 / 교회 만찬에 의한 위장관염 / 감기 / 콜레라 / 탄저병 / 흑사병 / 폰티악열 / 라사열 / 뮤레토캐년 바이러스

역학 조사관 EIS
Epidemic Intelligence Service

　미국에서는 질병이 유행할 때 역학조사를 통해 유행의 양상을 파악하여 원인을 밝히고자 하는 역학자들이 있다. 이들을 '현장 역학자 field or investigative epidemiologist' 또는 '의학 탐정 medical detectives'이라고 부른다. 의학 탐정은 한국전쟁중 적이 미국인을 대상으로 세균전을 수행할 지도 모른다는 두려움에서 이를 예방할 목적으로 군복무를 대신하여 질병관리본부에 근무했다.

　의학 탐정의 개념은 질병관리본부의 창립자인 의사 마운틴에 의하여 발전하였다. 존스홉킨스 대학에서 역학교수로 있다가 1949년 역학 조사관의 첫 소장이 된 의사 랭무이르는 1951년 7월 21명의 의사와 1명의 위생사를 대상으로 2년간 현장 역학자 훈련을 시작하면서 전문요원을 양성하기 시작한다. 이 프로그램의 철학은 '일하면서 배운다 learning while doing' 이다.

　랭무이르는 역학 조사관들에게 늘 여행가방을 준비하고 있으라고 명령하고 질병이 유행하면, 첫 전화 연락 후 24시간 이내에 현장에 도착하는 것으로 명성을 얻기 시작한다. 현장 역학조사는 시간이 중요하다. 그는 1952년 후반 또는 1953년 초기에 이들을 '의학 탐정'이라고 부르기 시작하였다. 1975년 징병제가 끝나자 질병관리본부의 명성 덕택에 유능한 지원자가 몰리게 된다. 2000년까지 2,000여 명이 역학 조사관 과정을 거쳐 주 정부와 지방 정부의 보건 부서를 도와 많은 역학조사를 실시한다. 더스틴 호프만 주연의 〈아웃 브레이크〉라는 영화에서도 이들의 활약상을 볼 수 있다. 역학 조사관이 유명해진 다른 이유는 베스트셀러 작가인 고다스 스미스가 1953년 1월 19일 역학 조사관의 조사 내용을 『타임』지에 「질병 탐정 Disease Detectives」이라는 타이틀로 소개하였고, 그 후 몇 사람에 의하여 다양한 제목으로 이들의 활약상이 소개되었기 때문이다. 이들의 활동이 더욱 유명해진 것은 1965년 『뉴요커』의 주임 기자가 사설에서 뉴욕 시 보건부의 조사 내용을 「의학 연보 The Annals of Medicine」라고 소개하였는데 상관의 지시로 역학 조사관에 관심을 가지게 된다. 그는 명문장으로 역학 조사관의 조사 결과를 『뉴요커』에 기술하고 1967년 단행본 『역학 연보 The Annals of Epidemiology』를 출판한다. 그의 글은 추리력이 뛰어나고 사실적인 묘사로 유명하다. 그 자신이 코난 도일의 셜록 홈즈를 생각하면서 그 글을 썼다고 진술했다. 그가 저술한 책은 1985년 미국 공중보건협회에서 의학책에 비길 만하다고 공식 인정된다. 1980년 조사에 의하면 역학 조사관 지원자 중 다수가 그 책을 읽고 의사가 되고 싶었고, 의대 졸업 후 역학자의 길에 들어섰다고 하며, 현재도 역학 전공자의 필독서가 되고 있다. 그는 1994년 4월 83세로 사망하였다. 1988년 『의학 탐정 The Medical Detectives』이라는 제목으로 25편의 역학조사 내용을 종합하여 책으로 출간했는데 이는 우리나라에도 번역되었다. 또한 역학 조사관이 수행한 역학조사는 역학 문제로 개발되어 판매되고 있다. 이들의 사례는 다양하다. 그러나 역시 감염병에 대한 역학조사가 주를 이룬다.

우리나라도 2000년경 공중보건 전문의를 대상으로 하여 역학조사를 위한 역학 조사관 제도가 국립보건원에 만들어졌다. 사스가 문제가 될 때 감염 위험에도 불구

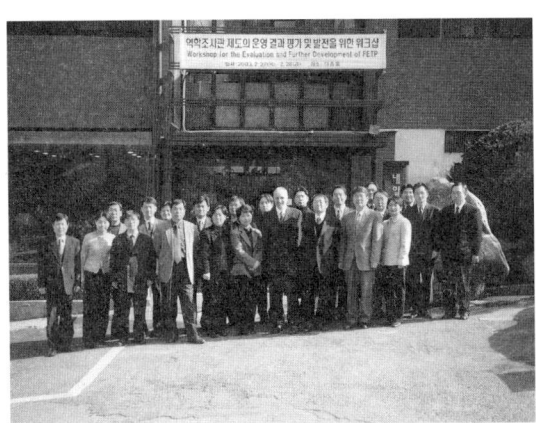
우리나라 역학 조사관들이 한자리에 모여 역학 조사관 제도의 발전을 위한 워크숍을 열었다.

하고 역학 조사관의 활동이 대단하였다고 한다. 역학 조사관 제도가 만들어져서 각종 역학조사에 유용하게 활용되어 다행이다.

조류인플루엔자(조류독감)

1918년 가을과 1919년 겨울, 스페인 인플루엔자 Spanish flu가 전 세계적으로 유행하여 인류의 3분의1이 감염되고 2천만 명 이상이 사망한다. 그 후 이 질환은 조류에서 전파되었을 가능성이 높은 것으로 추정된다. 1990년대에 접어들어 이를 밝히기 위하여, 1918년 인플루엔자로 죽어 영구 동토층에 묻힌 에스키모 여인의 폐조직을 추출, 인플루엔자 균을 분리하여 연구를 진행하고 있다. 1918년의 인플루엔자 균에서 조류인플루엔자 바이러스와 유사한 유전자를 발견한다. 조류인플루엔자가 사람에게 전파되었을 가능성을 시사해 주는 소견이다.

이런 연구를 수행하는 이유는 자명하다. 언젠가 다시 이것이 유행하면 미국 국민의 생명을 구할 수 있게 될 것이다. 아마 세계인의 생명을 구할 수 있을지도 모른다. 과거 사망한 사람의 폐 조직까지 이용하여 균을 얻어 내려는 노력에 찬사를 보내고 싶다.

스페인 인플루엔자는 왜 그리 치명률이 높았을까? 치명률이 높은 질환은 인간과 오랜 관계를 형성하지 않은, 최근에 생긴 질환일 가능성이 높다. 오래된 균은 서로 진화하여 인간을 죽이지 않는다. 왜냐하면 사람이 죽으면 균 자체도 죽어야 하므로. 그런 면에서 인간과 공생 관계를 유지하는 기생충은 진화한 균이다.

대표적인 예가 오스트레일리아에서 토끼에 발생한 믹소마 바이러스 Myxoma virus에 대한 이야기이다. 토끼가 우연히 공항에서 탈출하여 오스트레일리아 벌판에 살게 되었다. 푸른 초원 위에서 천적도 없이 번식이 계속되었다. 그러나 양을 키우는데 장애가 되자 토끼를 없애기 위하여 토끼에게는 해롭지만 인간에게는 해롭지 않은 믹소마 바이러스를 퍼뜨린다. 첫해에는 토끼의 95%가 죽고, 둘째 해는 30%, 그 뒤로는 한 마리도 죽지 않게 되었다. 서로 공생하게 된 결과이고 감염성 질환의 진화 과정이다. 이와 같이 오래 진화되면 치명률이 높은 질환이 가벼운 질환으로 된다.

그런 면에서 에이즈도 요즘 사람들에게 발생한 질환이다. 아프리카에서 동물과 수음을 즐기다 인간에게 오게 된 것일까? 새로운 대지에 종자가 들어오면 조심해야 한다. 괌 섬에는 뱀이 없었는데, 어느 날 비행장에서 뱀이 달아나 천적이 없는 곳에서 번성을 거듭하여 새가 거의 없어졌다고 한다. 환경 재앙이다. 뱀들이 주위 섬에까지 이동하여 피해를 입힐까 걱정하고 있다.

1997년 5월 처음 발견된 조류인플루엔자 환자는 홍콩에서 총 19명이 감염된 것으로 확인되었다. 1998년 1월 치명적인 홍콩 조류인플루엔자 바이러스인 H5N1이 홍콩의 닭, 오리 및 거위 등에서 검출되었다.

홍콩 조류독감 국내 첫 발생, 사람 감염 땐 치사율 높아

『한국일보』 2003. 12. 16

변종 바이러스로 인간에게 전염될 경우 치사율이 높은 홍콩 조류독감이 국내에서 처음 발생했다. 국립보건원은 15일 충북 음성군 삼성면의 종계(種鷄) 농장에서 발견된 조류 인플루엔자의 바이러스가 사람에게 감염을 일으키는 홍콩 조류독감(A/H5N1)으로 확인돼 인근 주민에 대해 방역 조치와 역학조사를 벌이고 있다고 밝혔다.

가금류에만 발생하던 조류독감은 1997년 홍콩에서 처음 인간에게 감염된 것으로 밝혀졌으며, 감염자 18명 중 6명이 사망했다. 올 1월에도 홍콩의 닭에서 조류독감이 발생한 뒤 중국 푸젠(福建)성을 방문한 홍콩의 한 가족이 감염돼 2명이 사망했다.

보건원은 중앙역학조사반을 현지에 파견하고 발생 농가를 중심으로 반경 10km 내 지역을 위험 지역으로 설정, 외부인의 출입을 통제하고 지역 주민 등 1만6,000여 명에 대해 백신을 접종하고 있다. 또 발생지와 거리가 극히 가까운 양계장과 오리농장 종업원 등에 대해서는 항바이러스 제제를 투여했다. 전병률 방역과장은 "홍콩 조류독감과 정확히 동일한 염기 서열을 갖고 있는지 조사중"이라고 말했다. 한편 홍콩 조류독감의 발생으로 닭고기와 종계 수출이 12일부터 전면 중단돼 양계업계의 큰 피해가 예상된다. 조류독감이 최초로 발생한 종계 농장에서는 5-11일 사육중이던 닭 2만4천 마리 가운데 1만9천 마리가 조류독감으로 폐사했고, 독감에 걸리지 않은 나머지 5천 마리도 도살해 땅에 묻었다.

박쥐와 광견병

1953년 플로리다 주에 거주하는 아홉 살 난 소년에게 박쥐가 날아와 목을 치고 땅에 떨어진다. 아버지는 박쥐를 잡아 보건당국에 신고하고 광견병을 조사해 달라고 한다. 보건당국은 박쥐는 광견병을 옮기지 않는다고 거절하지만 아버지는 남아메리카에서 박쥐가 광견병을 옮기는 것을 보았다며 조사해 달라고 한다. 마지못해 조사를 시작했는데 실제 박쥐에서 광견병을 발견하게 된다. 보건당국은 전국에 이 사실을 경고하는데 1956년에는 곤충학자가 박쥐를 연구하다가 박쥐 동굴을 조사한 3주 후 질병에 걸린다. 그는 박쥐에 물린 적이 없다고 한다. 역학자는 곤충학자의 목뒤에서 발진을 발견하는데 결국 그 곤충학자도 죽는다.

3년 후 광물 기사도 박쥐 동굴에 들어갔다가 곧 광견병으로 죽는다. 코에 출혈 반점이 있었다는 것 외에는 박쥐와 접촉하지 않았다고 한다. 질병관리본부가 조사를 시작한다. 10년간의 조사에서 하와이와 알래스카 박쥐뿐 아니라 모든 주의 박쥐가 광견병을 옮길 수 있다는 것을 발견하게 된다. 200마리 중 한 마리가 광견병에 걸려 있었다.

전파 방법을 알기 위하여 철망에 동물을 넣고 굴 속에 놓는다. 처음에는 박쥐에 물릴 수 있는 철망을 사용한 결과 13마리 중 4마리가 광견병으로 죽는다. 다음 실험에서는 1그룹은 4분의1인치 철망, 2그룹은 모기장 크기의 철망에 실험을 한다. 한 마리도 질병이 발생하지 않았다. 모든 절족동물에 의한 전파 가능성은 없다고 생각한다. 그러나 이 때는 박쥐들이 새끼가 많아 거의 날지 않았다고 한다.

그 다음 1인치 사용 박쥐와 절족동물 접근 가능, 4분의1인치 사용 절족동물만 접근 가능, 18분의1인치 사용 아주 작은 절족동물만 접근 가능, 모기장 공기만 통과 가능으로 실험을 한다. 일 주 후 모든 곳에서 광견병이 발생하여, 공기에 의한 전파가 가능하다고 생각한다.

1968-1970년 공기 중에서 광견병 균을 발견한다. 실험실에서도 균이 발견된다. 침 때문이겠지. 박쥐 동굴을 견학한 학생들이 집단적으로 감기 증상에 걸린다. 흙에 있는 히스토플라스마에 의하여 발생한 질환이라고 판단한다. 피부반응 검사에서 모두 양성 반응을 나타낸다. 우리나라에서 2001년 10월 집에 들어온 너구리를 잡는 과정에서 오른쪽 팔을 물려 치료받은 68세 남자가 12월, 광견병으로 사망한다. 그는 너구리를 조리하여 자신의 친구 세 명과 나누어 먹었다고 한다. 미국 같으면 잡아서 검사를 의뢰했을 것이다.

광우병

파푸아 뉴기니아 섬에서 한 부족이 죽은 사람의 뇌를 먹은 후 '쿠루 Kuru'라고 부르는 질환에 걸린다. 1957년 젊은 소아과 의사이며, 바이러스 학자인 칼레톤 가이듀섹이 이 이야기를 듣고 새로운 질환이라고 생각한다. 그러나 그는 바이러스는 발견하지 못하고 뇌에서 아밀로이드 판 같은 미세한 얽힌 매듭을 발견하게 된다. 동물에게 이것을 주니 질병이 발생했다. 그 종족에서 뇌를 먹는 관습을 없애고 난 후 그 병이 사라졌다. 그는 1976년 노벨상을 받았다. 2년 후 의사 푸르지너는 자신이 명명한 '프리온 Prion'에 의하여 이 질병이 발생하였다고 밝혔고 1997년 노벨상을 받았다.

1986년 영국 가축에서 유행이 발생하였다. 신문은 '광우병 mad cow disease'이라고 부르고 공식명은 뇌의 스펀지형 뇌병증 Bovine Spongiform Encephalopathy; BSE라고 부르게 된다. 원인을 사료 탓이라고 생각한다. 또 면양 떨림병 Scrapie 양의 바이러스 전염병으로 죽은 양도 여기에 포함되어 있었다. 1995년 병리학자가 소년의 뇌에서 아밀로이드 판이나 스펀지 같은 구멍을 발견한다. 그 뒤 1996년 말까지 10명의 환자에게서 이러한 소견을 발견한다. 영국 의회는 1996년 3월 19일 가축에서 사람에게 옮겨졌을 가능성이 있다고 공표한다.

라임병

라임병은 1909년 스웨덴 피부과 의사인 스테어가 처음으로 보고하였다. 진드기에 물린 자리에 생긴 피부병을 '이동홍반 Erythema

Migrans'이라고 불렀다. 유럽에서는 '만성 이동홍반 Erythema Chronicum Migrans'으로 통하다가 1992년 국제적으로 통일되어 라임병으로 명명됐다.

미국은 1975년 코네티컷 주 라임 지역에 사는 두 어머니가 그 지역 내 관절염을 앓는 사례가 많다고 생각하여, 보건당국에 알렸고 그러자 보건당국은 이를 밝히기 위하여 노력한다. 그 어머니가 1996년 자신이 질병과 싸운 이야기를 출판하였다. 『넓어지는 피부 병변 The Widening Circle』이란 책이다. 별 책을 다 쓴다고 생각하겠지만 이러한 것이 중요하다. 그녀 가족은 1965년경부터 괴질을 앓아 각종 검사를 다하고 다니며, 정신병으로 진단을 받았다. 이 책에는 거의 10년 이상 질병과 사투를 벌인 내용이 적혀 있다. 예일대학의 과학자가 39명의 어린이와 12명의 어른에게서 이러한 질환이 있다고 생각하여 '라임 관절염 Lyme Arthritis'이라고 명명한다. 이들은 1978년 이것이 진드기에 물려 전파된다고 생각했고 1981년에는 진드기에서 박테리아를 분리하여 '보렐리아 버그도페리 Borrelia burgdorferi'라고 명명한다. 어머니의 유심한 관찰이 자식과 이웃의 생명을 구한 것이다. 보건당국 역시 이런 신고를 무심히 넘기지 않아 국민의 생명을 구한 원동력이 되었다. 오늘 5월 14일은 미국의 어머니날이어서 어머니의 활약을 소개한다. 미국은 5월 둘째 주 일요일이 어머니날이다.

1800년 후반, 박물관에 모아 둔 설치동물의 털가죽 분석에서 라임병 양성 반응을 관찰한다. 과거에도 한두 사례는 있을 수 있었지만, 라임병이 유행하는 이유는 산림이 파괴되었기 때문이라고 주장한다. 1960년대 철도 건설과 가정 연료에 필요한 목재의 사용이 증가하면서 산림이 파괴되어 어린 나무가 번성하였고, 그것을 좋아하는 진드기의 숙주인 흰사슴이 번성하게 된 결과이다.

라임병의 증상은 피부발진을 비롯해 두통, 안면 신경마비, 편도

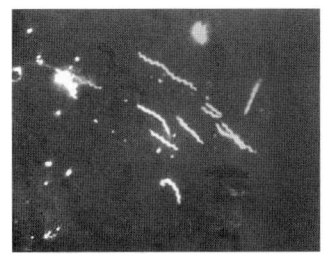

라임병의 원인은 스피로헤타(박테리아의 일종)이다.

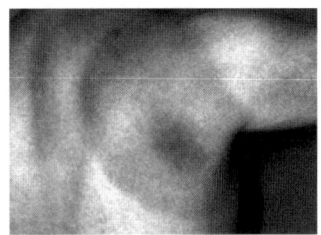

진드기에 물린 사례가 우리나라에서도 보고되었다.

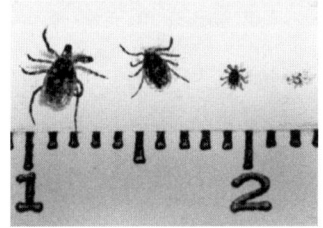

진드기의 크기. 큰 것이 20mm 내외이다.

선염, 안구동통, 이통, 설사, 변비, 위통, 관절통이 동반되며 호흡기·순환기·신경계·정신계 이상 등 증상이 정말 다양하다. 우리나라에서는 진드기에서 균을 분리하였으나 사람에서 배양된 적은 없다. 그 이유는 배양이 어렵기 때문이다. 라임병 환자가 우리나라에서 제대로 진단받지 못하고 있을 가능성이 있다.

미국도 실제 발생자의 1~20%만이 진단을 받고 있으며 그 외에는 다른 질환으로 치료되고 있을 가능성이 높다고 한다. 한 사례는 다발성 경화증 Multiple Sclerosis으로 6년간 치료하다 라임병으로 판단되어 고질병을 완치하였다. 다른 사례는 12세 때 주의력결핍증후군 Attention Deficit Disorder으로 진단받고 폐쇄된 생활을 하던 사람이 담당의사의 반대에도 불구하고 라임병 여부를 검사해서 확진 후 완치하였다.

우리는 무슨 이야기를 듣고 자기가 지금까지 아는 바와 다르면 바로 비과학적이라는 말이 튀어 나온다. 미국에서는 사람의 경험을 존중하기 때문에 이렇게 개가를 올릴 수 있다. 우리도 국민의 호소와 경험을 비과학적이라고 무시하면 안 되겠지.

1987년경 만났던 한 소아과 환자가 생각난다. 그 아이는 13세 정도인데 바보가 되어 가는 증상으로 입원했지. 나는 중금속 중독을 의심하였으나 그녀는 경북 산골에 산다는 것이다. 원인을 밝혀내지 못하고 퇴원하게 되었지. 지금 와서 생각하니 '아! 라임병일 가능성도 있겠구나' 하는 생각이 든다. 이름도, 아무 것도 모르는데 소아과 주치의 이름은 내 이름으로 되어 있는데. 이 글을 통해 다시 만날 수 있을까? 이미 사망한 것은 아니기를….

예르시니아증
Yersiniosis

뉴욕 주에서 1976년 9월 27일 고등학생이 복통과 발열로 충수돌기염 진단을 받고 수술을 한다. 병리 검사에서 회장 말단부에 염증 소견은 있으나 충수돌기는 정상이었다. 항생제로 3일간 치료하고 수술 7일 후 퇴원한다.

2주 후 상처 감염으로 다시 입원하여 배양검사를 하니 예르시니아균 *Yersinia enterocolitica*이 배양된다. 병원은 뉴욕 주 보건당국에 보고하고 고등학교 보건교사는 충수돌기염에 의한 결석생이 증가하였다고 보고한다. 조사를 진행하여 그 지역에서 9월 말에 12명의 어린이가 충수돌기염 수술을 받은 사실을 알게 된다. 예르시니아균은 3명의 대변과 1명의 상처에서 배양된 것이다.

본격적으로 역학조사를 수행한다. 오네이다 마을은 1970년에 인구가 273,037명으로 농업이 주업이다. 학교 구역에는 1개 고등학교, 1개 중학교, 3개 초등학교가 있다. 음용수는 부적절하여 1976년 8월 보건당국은 음용수를 반드시 끓여 먹어야 한다고 권고했으나 주민들은 생수로 마셨다. 조사팀은 병원에서 5개 학교에 다니는 18세 미만의 학생 중 1974년 9월부터 1976년 11월까지 충수돌기염으로 수술한 학생들의 자료를 모았다. 1974년 9월부터 1976년 8월까지 수술한

380명 중에서 77명이 정상 충수돌기이며, 학교 구역 거주자는 2명만이 정상이었다. 1976년 9월에는 28명으로 가장 많은 사람이 충수돌기염으로 수술을 하였는데 13명이 정상이었고, 이들 중 9명이 학교 구역 거주자였다. 1976년 10월과 11월은 수술이 증가하지 않았다. 학교 구역 거주민을 대상으로 한 조사에서 충수돌기염 수술을 받았으나 33명이 정상 충수돌기 소견이었다.

4명에게서 예르시니아균이 배양되었다. 이 균은 정상 장내 세균일 가능성이 희박한 것으로 충수돌기염과는 판별이 어려운 질환이었다. 부적절한 음용수 때문에 예르시니아 장염이 유행한 것이라 생각하고 전파 경로를 파악하기 위하여 노력한다. 학교 구역 거주민 342명의 조사를 통해 이 질병은 복통과 발열을 특징으로 6세부터 18세의 학생에게서 1976년 9월 11일부터 10월 10일까지 발생하였다는 것을 밝혀낸다. 학교와 관련이 있지만 음용수와의 관련성은 관찰되지 않았다. 음용수의 종류에 따른 발생률 차이가 없었고 끓여 마시거나 냉수로 마셔도 발생률의 유의한 차이가 없었다.

음식물을 의심할 수밖에 없지. 환자 33명과 건강한 사람 33명을 짝지어 환자-대조군 연구를 수행했다. 전화 인터뷰로 음용수 및 음식물, 우유 등에 대하여 조사한다. 초콜릿 우유를 마시면 유의하게 발생률이 높아 초콜릿 우유가 원인이라고 생각한다. 4개 초콜릿 우유와 흰우유를 배양한 결과 1개의 초콜릿 우유에서 예르시니아균 0:8 N2W1이 분리된다. 이는 환자에게서 분리된 균과 동일한 균주이다.

우유가 오염된 원인을 밝히기 위하여 공급한 낙농장을 방문한다. 낙농장에는 10명이 근무하는데 4명이 예르시니아증을 앓았고 2명에게서 같은 균주가 분리되었다. 그들도 우유를 마신 후 발생하였기에 범인이라고 생각하기 어렵다. 농장에서 잡은 한 마리의 쥐와 가공하지 않은 우유에서 동일 균이 분리되었으나 동일 균주가 아니었다. 초콜릿 생산공장에 대하여도 조사하였으나 오염 가능성은 희박하였다. 결국 어떻게 오염되었는지는 확인할 수 없었지만 우유를 저온 살균한 후 초콜릿을 넣고 흔드는 과정에서 오염되었을 가능성이 있다고 추정한다. 농장 주인은 자발적으로 영업을 중지한다. 조사팀은 최종 생산물을 저온 살균하여야 한다고 지적하였다. 뉴욕주의 농업 관리자가 우유 생산물 관리에 감시 활동을 강화하자 더 이상 충수돌기염 유행은 없었다.

우리나라에서 이런 조사가 있었다면 우유를 구하기 힘들었을 것이다. 잘못하면 음용수가 범인이 될 가능성이 있고, 우유 생산업체로부터 고소를 당할 수도 있다. 균주 확인이 어려워 쥐에 의할 가능성이 높다고 결론을 낼 수 있고. 요즘은 균주도 확인하고 있지. 충수돌기염이 유행한다고 보고하면 모두 웃었을 것이다. 또는 수술 후 부작용을 보고하였다고, 병원 내에서 지탄의 대상이 될 수도 있을 것이다.

우리나라에서 예르시니아증은 1985년경 진단됐다. 서울대 병원에 급성신부전 환자 3명이 입원했는데 그때 소아과 주임 교수인 문모 교수가 급성신부전 유행이라고 하였지. 모두 속으로 웃었겠지. 급성신부전 유행이 어디 있느냐고. 그런데 예르시니아증이 급성신부전을 야기한다는 일본 논문을 제시하여 이 환자들의 혈청을 일본에 보내어 항원항체 반응검사에서 항체가의 증가를 확인하여 사례들을 보고한 적이 있다. 그렇지만 그 원인에 대한 조사는 하지 않은 것 같다. 우리나라는 의사들이 진단을 내리고 더 이상 그 원인을 생각하지 않는 경우가 많다. 진단 후에는 반드시 그 질병이 왜 발생하였는지 의심하여야 한다.

다른 교수들이 예르시니아증에 대하여 기사화하기를 원하였으나 문모 교수는 강력히 반대하였대. 그 이유는 예르시니아증은 약수로 감염될 수 있는데 그런 내용이 보도되면 약수를 즐기는 사람들을 불안하게 만든다고. 국민 대다수가 약수를 마시는데 그 중 극히 적은 사람만

이 감염되고 또한 치료하면 되는데. 국민을 생각하는 마음은 높이 사고 싶다. 새로운 사실을 무조건 밝히는 것보다 여러 가지 측면을 고려하여야 할 것이다.

문모 교수는 후에 스쿠알렌을 어린이가 복용할 경우 흡입성 폐렴을 유발한다고 발표하였다. 이런 사실은 국민 건강을 위하여 알려야 한다고 생각했기 때문이다. 그 후 회사 직원들이 서울대 병원에서 과학적 근거가 있느냐고 하도 난리를 펴서 그 주장이 확실한 근거가 없다고 양보한 적이 있다.

이 사례에서 무엇을 배울 수 있을까? 우리가 유행병이라고 생각하지 않는 많은 질환이 유행병일 수 있다는 사실이다. 또 유행병은 오진으로, 다른 질환으로 진단될 수도 있다. 즉, 희귀 질환이 많이 나타나거나 늘 있는 질환도 평상시보다 더 경험하게 되면 그 원인을 추적 조사하거나 보고하여야 한다.

레지오넬라증
Legionnaire's Disease

1979년 7월, 미국 건국 200주년 기념일에 필라델피아 벨뷰-스트라트포드 호텔에서 재향군인회 기념식이 있었다. 행사 후 집으로 돌아간 사람들은 기침을 하고 열이 나면서 폐렴 증상을 나타냈다. 펜실바니아 주 보건당국은 인근 주에서 심각한 질병 유행이 발생하였다는 보고를 받았다. 언론은 첫 보고 사례가 재향군인들에게서 발생하여 '재향군인회 질환'이라고 불렀는데 이것이 병명이 되었다. 질병관리본부는 23명을 보내어 주 정부 보건요원들과 합동으로 원인 규명에 착수하였다.

221명의 증상자 중 34명이 폐렴과 후유증으로 사망했다는 사실을 알게 되었다. 증상자들이 모두 재향군인은 아니었지만, 그 호텔에 머물거나 가까이 있었던 사람들이었다. 원인은 호텔과 관련이 있었다. 증상자와 접촉한 사람 중 질환자는 없었다. 사람과 사람간의 전파는 아니었다. 음식과 음용수도 아니었고, 오래 호텔에 머문 사람이 더 발생하여 공기를 통한 전파일 가능성이 가장 크다.

다양한 증상을 호소하여 독성 물질이나 세균이 원인이라고 생각한다. 원인을 밝히기 위하여 사망자의 조직과 생존자들의 혈액을 분석하기 시작한다. 그러나 수개월간 독성 물질도, 어떠한 세균도 분리되지 않았다. 이때 맥데이드에게 기회가 왔고, 그는 기회를 놓치지 않았다. 그는 이 질환의 원인이 큐열일지도 모른다는 가설 하에 조직 배양검사를 하고 있었고, 사망자의 폐조직을 기니 피그 guinea pig에게 주고 난 후 조직에서 리케차를 발견하려고 했으나 리케차는 없었고, 드물게 박테리아를 발견하게 되었다. 그러나 그 박테리아가 오염된 세균일 것이라 생각하고 무시했다. 그 후 12월까지도 원인이 밝혀지지 않자 그 균이 의미가 있을 수 있다고 생각하여 환자를 대상으로 항원항체 검사를 실시했고 거기에서 항체가가 높게 나타나자 그것이 원인 균이라고 판단한다.

1965년 워싱턴 디시에서, 1968년 미시간 주 폰티악 지역에서 두 번의 호흡기 질환이 유행한 적이 있었다. 이미 지난 일인데 동일 질환인지 아닌지 어떻게 알 수 있을까! 보관된 환자의 혈청으로 항원항체 검사를 실시한 결과 항체가가 높았던 것이다. 동일 질환임이 확인되는 순간이었다. 이 세균을 '레지오넬라균 *Legionella pneumophilia*'이라고 명명한다.

이런 종류의 균은 많지만 극히 일부만 인체에 해롭다는 사실도 알게 되었고, 그 후 여러 유행 때마다 실험 과정을 거쳐 냉각탑의 물에 세균이 존재해 있다가 분무 방울이 공기 중으로 들어가 그 오염된 공기 방울을 흡입한 사람들이 질병에 걸린다는 것도 알게 되었다. 그래서 병명이 확실히 밝혀지지 않고 미상으로 남는 사람의 혈액은 반드시 보존하여야 한다.

우리나라에서도 극히 일부 병원에서 소수 환자에 대하여만 혈액 보관을 하고 있지만 아직 그 질에 대한 평가는 이루어지지 않았다. 우리나라에서는 1980년대 종합병원 중환자실에서 유행이 발생하여 김정순 교수가 처음으로 그 유행의 원인이 레지오넬라균이라고 밝혔다. 우리는 두 가지 사실을 알게 되었다. 원인 미상 환자에 대한 혈액 보관이 중요하다는 것과 단 한 가지 사실도 예사롭게 넘겨서는 안 된다는 것을.

에이즈

로스엔젤레스에 위치한 캘리포니아 주립대학의 조교수인 고트립은 1981년 환자 중에서 5명의 젊은 남자가 폐렴에 걸린 것을 이상하게 생각한다. 모두 동성애자이며, 폐렴의 원인이 면역 기능이 저하되었을 때 발생하는 폐포자충 Pneumocystis carini에 의한 것이었다. 이러한 사실을 질병관리본부에 보고한다. 한편 뉴욕의과대학의 피부과 전문의인 프레드만-키엔은 드문 질환인 카포지 육종 Kaposi's Sarcoma이 젊은 동성애자에게 유행한다고 보고한다. 이들 모두는 백혈구가 감소되어 있어 이런 증상을 면역결핍증상이라고 부른다. 에이즈 바이러스의 발견은 질병관리본부의 감시망이 그만큼 두텁다는 방증이다. 샌프란시스코에서 한 의사가 다른 사람은 거의 찾지 않는 희귀 약품(박트림)만을 사간 것이 기록됐고, 이를 끈덕지게 추적하면서 에이즈는 세상에 알려졌다. 박트림은 폐포자충의 치료제이다.

1981년 에이즈 환자가 미국에서 처음으로 보고되고, 1984년 병원체인 에이즈 바이러스가 프랑스와 미국에서 발견되기까지 3년 밖에 걸리지 않았을 정도로 감염병 발생 원인을 규명하는데 많은 과학적 발전이 있었다.

에이즈 기원을 둘러싸고는 아프리카 녹색원숭이에서 비롯됐다는 설에서부터, 동성애자들이 성 관계를 자주 갖게 되면 에이즈 바이러스 HIV가 생성된다는 설, 심지어 미 중앙정보국 CIA이 생화학실험실에서 유전자 조작을 하다 잘못 처리돼 발생했다는 설까지 다양했다. 영국 과학자 에드워드 후퍼는 침팬지 콩팥 세포를 배양해 만든 소아마비 백신을 통해 1957-60년 사이에 면역결핍바이러스 SIV가 인간에게 옮겨졌다고 주장해 왔다. 후퍼는 에이즈가 창궐한 중앙아프리카에서 몇 년 전까지 소아마비 백신을 생산했다는 점을 근거로 이런 주장을 폈고 최근까지 가장 유력한 학설로 받아들여졌으나, 현재는 에이즈가 유인원에게서 인간에게 전파되었다고 하는 설이 유력하다. 이에 대하여 그 동안 에이즈를 추적해 온 사회역사학자들은 20세기 초 식민정부가 추진한 대규모 토목공사와 강제 노동이 에이즈를 불러왔다고 비판했다. 미국 위스콘신대의 브루스 페터 교수는 1921-34년 사이 프랑스가 콩고와 대서양을 잇는 철도공사를 하면서 2만 명 이상이 영양실조로 죽었다면서, 굶주림에 지친 노동자들이 정글로 들어가 침팬지와 원숭이를 잡아먹었는데 이것이 에이즈 발생의 원인이라고 말했다. 또 식민정부는 강제 동원된 아프리카인들의 향수병을 달래주기 위해 에이즈 전파 경로인 매춘을 적극 권장했다. 혈액 샘플 분석을 통해 1959년 콩고 킨샤사에서 한 남자가 에이즈로 사망한 사실이 처음으로 확인됐는데, 킨샤사는 이 철도의 종착역이라고 페터 교수는 말했다. 또 미국 인류학자인 짐 무어는 식민정부가 토착병인 수면병을 예방하기 위해 백신을 주사하면서 바늘 6개로 8만9천 명을 주사할 정도로 비위생적으로 처리했다고 밝혔다. 그는 20세기 들어 유럽과 미국에서 유행하기 시작한 동물원 건설도 에이즈의 원인 중의 하나로 지적했다. 그는 "사람들이 침팬지를 산 채로 잡으려고 한 것은 그때가 처음이었으며, 침팬지에게 물린 것도 그때가 처음"이라고 말했다.

에이즈는 미국에서 가장 중요한 건강문제이지만 간단히 넘어간다. 너무 방대하니까. 단지, 의사들이 평상시보다 많거나 다르게 발생한 질병을 보고하여 질병이 처음 인지되었다는 사실은 기억하여야 한다.

우리나라는 행정당국에 보고해도 마찬가지라고? 신고는 대단히 중요하다. 그런데 신고를 잘하라고 하지만 열심히 신고해도 소용없는 경우도 있다. 과거 전공의 때 장티푸스 환자라고 균이 발견되어 신고하면 다시 와서 대변 검사를 하더니 균이 배출되지 않아 장티푸스 환자가 아니라고 의증으로 적당히 처리하더군. 치료해서 당연히 균이 나오지 않는데 말이야. 기가 막혔지. 다음부터 나도 신고하지 않았다. 요즘은 나아진 것 같기도 하다. 그래도 열심히 보고하여야 한다. 열심히 보고하는 것이 의사의 권위를 높이는 방법인데 우리가 그렇게 하지 않으므로 우리의 의무를 포기한 것이다. 그래서 이렇게 의사의 지위가 땅에 떨어져 있는 것이 아닐까? 우리가 단결하여 전염병 예방법에 나오는 질환과 의증을 모두 보고하면 정부는 그 일을 하는데 모든 인력을 집중하여야 한다며 제발 살려 달라고 할 것이다. 보고할 의무를 지키지 않으니 그 권리는 박탈해도 좋다고 생각하는 것이 힘 있는 자의 속성이다. 의사의 권위를 위해서는 마구 보고해야 한다. 의무를 지키지 않으면 권리가 없어진다. 우리나라 파업 중 가장 무서운 파업이 무엇이지? 준법 준수, 그렇지. 파업하다 마지막에 준법 준수한다면 타협이 된다. 법을 지키겠다면 정부가 무서워하는 나라. 법이 왜 있는 거지?

에이즈 발단 1930년대 초 아프리카

『국민일보』 2000. 6. 10

에이즈 바이러스(HIV)는 1930년대 초 양성 바이러스인 유인원 면역결핍바이러스(SIV)가 사람에게 감염되면서 살인 바이러스로 진화되었으며, 처음에는 아프리카 오지의 마을 규모 지역에 국한돼 있었으나 제트 여객기, 대도시화, 섹스 혁명의 물결을 타고 전 세계로 번져 나간 것으로 밝혀졌다. 미국 로스앨러모스 국립연구소의 탄모이 바타카리 박사는 과학전문지 『사이언스』 최신호에 발표한 보고서에서 HIV의 유전 변화 속도를 분석한 결과, HIV가 SIV로부터 처음 진화된 시기는 1915-41년으로, 1931년일 가능성이 가장 크며 HIV가 처음 나타난 곳은 아프리카 서남부의 오지라는 결론을 내렸다고 말했다. 바타카리 박사는 현재 세계적으로 가장 많이 나타나고 있는 형태의 HIV는 침팬지의 SIV로부터 진화한 것이며, SIV가 유전적으로 HIV로 전환한 것은 침팬지에서나 아니면 SIV에 감염된 인간에서였을 것으로 추정된다고 밝혔다. HIV는 HIV에 감염된 주민들이 그 지역을 떠나면서 다른 지역으로 번지기 시작했을 것이라고 바타카리 박사는 말했다. 지금 세계를 휩쓸고 있는 HIV는 HIV-1 중에서도 M 그룹에 속하는 것으로 지금까지 5천만 명이 감염되고 1천6백만 명이 사망했다. 에이즈가 질병으로 인정된 것은 1970년대이며 HIV-1이 처음 분리된 것은 1983년이다.

헬리코박터 파이로리
Helicobactor pylori

유문 幽門, Pylorus에서 자주 발견되는 새롭게 발견된 박테리아에 대하여 1989년 헬리코박터 파이로리라고 명명하였다. 2005년 노벨의학상을 수상한 오스트레일리아 의사 로빈 와렌과 베리 마셀은 이 박테리아가 인체에 미치는 영향을 조사하기 위하여 베리 마셀이 직접 박테리아를 마셨다. 이렇게 하여 증명된 경우가 많다. 펠라그라를 증명한 골드버그도 그랬고, 일본 과학자도 자기를 실험 대상으로 한 경우가 많다고 들은 기억이 난다. 이질도 발견한 사람이 자기가 균을 먹어 인체의 유해를 증명하였다고 한다.

헬리코박터 파이로리를 마신 7일 후 구역질과 위통이 있었고 숨 쉴 때 냄새가 났다고 한다. 두 번째 주에 위 내용물에서 세균이 발견되었다. 이들은 이 세균이 위염, 위궤양의 원인일 가능성이 있다고 발표한다. 그러면서 위암도 관련이 있을 가능성을 암시한다. 전 세계적으로 헬리코박터의 유병률이 높은 지역에서 위암이 많다는 사실이 밝혀진다.

또한 1991년 4개의 환자-대조군 연구에서 교차비가 1.6-17.7로 위암과의 관련성을 보이게 된다. 앞으로 코호트 연구가 진행되어야 하겠지. 아니 진행되고 있거나 결과가 나왔는지 모르지만 우리나라는 별로 기여를 하지 못하고 있는 것 같다. 위암이 많은 나라인데. 이제는 전 세계에서 요란하니 이러한 연구를 하고 있겠지. 이런 아이디어를 내서 우리가 했다면 얼마나 좋을까 생각한다. 그것이 잘 안 되는 이유는 무엇일까? 의료 수가가 낮아 의사가 환자를 너무 많이 보아야 하니까? 그것도 한 이유가 되겠지.

웨스트나일 바이러스
West Nile Virus

1999년 뉴욕 시에서 비슷한 시기에 8명이 뇌염으로 진단을 받는다. 평상시 발생보다 많아 역학조사를 실시하고 '웨스트나일 바이러스'가 원인이라고 판단한다. 이 질병이 유행하기 이전에 조류가 먼저 사망한 사실도 관찰한다.

2000년 보건당국은 새가 죽으면 보고하라는 감시체계를 가동한다. 웨스트나일 바이러스는 모기가 새의 피를 빨 때 새에 감염될 수 있다. 새가 죽으면 보건당국에서 수거하여 웨스트나일 바이러스를 검사한다. 균이 분리되면 방역소독을 실시하고 사람들에게 모기에 물리지 않도록 교육을 실시한다. 이러한 방법으로 사람에게 이 질병이 발생하기 전에 예방대책을 수립하고 있다.

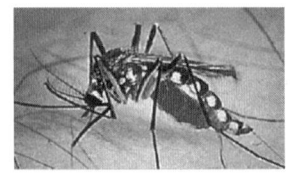
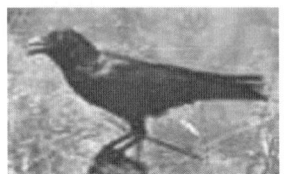

모기에 물리면 웨스트나일 바이러스가 전염될 수 있다. 모기가 새(특히 까마귀)의 피를 빨 때 새에 감염된다.

까마귀가 힘이 없어 보이자 남편이 까마귀를 잡아서 조류 재활원에 보낸다. 조류 재활원에서는 그 새가 잘 설 수는 없지만 부상을 입은 것 같지는 않다며 바이러스 질환을 의심한다. 얼마 후 새가 죽자 조류 재활원은 해당 부서에 죽은 새의 검사를 의뢰한다. 새에게서 바이러스가 검출되어 방역을 실시하게 되는데, 이 지역에서는 아직 사람에게는 질병이 발견되지 않았다. 조류가 죽은 것에까지 감시체계가 동원되고, 국민의 관심과 호응으로 환자가 발생하기 전에 유행성 질환을 예방하기까지 한다.

미국발發 '살인 모기' 국내 유입 초비상

『한국일보』 2004. 8. 18

모기에 의해 옮겨지는 뇌염의 일종인 웨스트나일 바이러스의 국내 유입 가능성이 높아져 보건당국이 긴장하고 있다. 미국에서는 지난해 이 바이러스가 유행해 260명이 목숨을 잃었고, 올해도 캘리포니아와 애리조나, 플로리다 주 등에서 500여 명이 감염돼 10명이 사망했을 정도로 치명적이다.

질병관리본부(KCDC) 관계자는 17일 "최근 미국을 방문한 여행자들이 웨스트나일 바이러스에 감염돼 들어올 가능이 있어 표본 감시에 나서기로 했다"며 바이러스에 감염된 모기가 항공기나 선박을 통해 국내로 들어올 가능성에도 대비하고 있다고 밝혔다. 이 관계자는 "그 동안 이 바이러스를 옮기는 매개 모기 가운데 빨간집모기만 국내 서식(채집률 14%)하는 것으로 알려졌으나 연구 결과 아파트와 대형 건물 등 도시 지역에서 많이 발견되는 금빛숲모기(채집률 14%)도 매개체로 보고됐다"고 말했다.

이에 따라 질병관리본부는 병·의원을 상대로 일본뇌염이나 뇌수막염 환자 가운데 증상이 확증되지 않은 환자가 이 바이러스와 관련 있는지 여부를 중점 조사할 계획이다. 웨스트나일 바이러스는 조류독감과 마찬가지로 새 등 조류 이동에 의해 확산되고 모기를 매개로 인체에 감염되며, 20% 정도가 독감과 비슷한 두통과 고열로 의식을 잃거나 근력마비로 사망한다. 현재까지 특별한 치료제나 예방 백신이 개발되지 않았다.

질병관리본부 이원자 연구관은 "모기로 인한 신종 질환이 국내에서도 언제 발생할지 모르는 상황"이라며 "웨스트나일 바이러스 매개 모기가 집단 서식하는 도심 정화조나 대형 건물 지하 수조, 아파트 등을 중심으로 모기 발생 조사와 방역을 강화해야 한다"고 말했다.

머릿니

미국에도 머릿니가 있다. 당연하겠지. 국립 이기생충협회 National Pediculosis Association도 있으니 별 모임이 다 있다는 생각이 든다. 그래도 국민의 건강에 문제가 있다면 이를 해결하기 위하여 이런 조직을 만드는 것은 당연하겠지. 창피하다고 가만히 있는 것은 말이 안 된다. 『워싱턴포스트』지 2000년 9월 5일 기사에서 머릿니에는 린덴

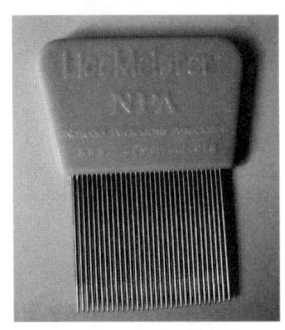

미국에서 머릿니를 치료하는데 사용하는 빗. 우리나라 참빗과 비슷하다.

lindane=1% 샴푸, 오비드 로션 Ovide lotion, 말라치온 malathion=0.5%이 치료 방법이라고 소개하고 있다.

그러자 농약에 저항성이 있는 머릿니의 종류도 있으며, 해로운 농약으로 치료하면 어떻게 하느냐는 다른 의견이 제시되어 9월 12일 기사에 실렸다. 치료 방법으로는 이 치료를 위해 고안된 빗이 있다고 한다. 인터넷에서 www.headlice.org로 들어가면 빗의 모양을 볼 수 있고 가격은 9.49불이다.

주문할까 하다가 우리나라의 참빗이 생각나 취소하였다. 외화를 절약해야지. 우리도 할머니가 참빗으로 치료했던 것 같다. 또 다른 의견은 소금물에 30분 정도 머리를 담그고 빗으로 빗고 씻기를 며칠간 반복하는 방법이다. 브라질에서 성공한 방법이라면서 대학 곤충과에서 소개하였다. 우리도 농활 가서 머릿니가 있는 어린이에게 사용할 수 있는 좋은 방법인 것 같다. 미국에서 뭐 이런 걸 배우느냐고 하지만 실용적이고 국민에 이득이 된다면 가장 원시적인 것도 배워야 할 것이다. 그런 방법이 우리가 비과학적이라고 포기한 것일 경우는 안타깝다. 한국 재래치료법을 개발하는 것이 더 보람이 있다. 왜 우리가 해야 하지? 기생충학 교실이 해야 할 일이잖아. 그들은 국가를 위하여 첨단과학을 해야지.

세균전

엔디코트 해거먼의 『미국과 생물전/냉전과 한국전에서의 비밀』이라는 책을 샀다. 한국전 당시 미군이 세균전을 하였을 가능성이 높은 여러 가지 정황을 증거로 제시하고 있다.

1952년 2월 북한 외상 박헌영과 중국 수상 주은래는 미군이 한국에서 세균 무기를 사용하였다고 비난한다. 포로인 조종사가 세균 무기의 사용을 고백하지만 풀려난 후에는 협박 때문에 거짓 진술을 하였다고 한다. 전쟁 당시 탄저병과 이상한 뇌막염이 발생하였다고 한다. 겨울에 한국에서 파리, 벼룩, 진드기, 거미 들을 발견한다. 파리에서 콜레라균을 발견하고, 다른 지역에서 발견된 파리, 개미, 거미, 모기는 음성이지만 벼룩에서 페스트균이 발견되었다고 한다.

세균전이 있었을까? 내 생각은 미국이 한국전에서 전반적인 세균전을 하지는 않았지만 앞으로의 세균전에 대비하여 국지적으로 실험하였을 가능성이 있다고 생각한다. 사진까지 있어 거짓이라고 생각되지 않는다. 이 책에 보면 페스트균과 탄저병도 퍼뜨린 것 같다. 그 균은 세월이 지나면서 어떻게 되었을까? 페스트 발생은 없었다고 알고 있지만 균이 적응하지 못하고 사멸한 것 같다. 탄저병은? 소가 자라지 않는 마을과 연관이 있을까? 이러한 내용도 앞으로 역학조사에 도움이 될 것이다. 유행성 출혈열은 세균전에 의하여 생긴 것 같지는 않다. 무엇인지 잘 모르는 균으로 세균전을 할 수는 없다는 생각이 들었다.

세균전의 시작은 인디언 멸망사와 관련이 있다. 천연두, 홍역 등을 앓은 적이 없었던 인디언은 파티에 초대되어서 천연두를 앓은 아이가 사용하던 담요를 선물로 받았다. 그 후 인디언 마을은 천연두의 유행으로 거의 대부분 사망하였다.

"日 6·25 때 참전"··· 창원대 도진순 교수 주장

『동아일보』 2000. 6. 12

일본이 6·25전쟁 당시 미군을 도와 한반도에서 상륙작전 및 세균전에 참여했다는 주장이 학계에서 제기됐다. 창원대 사학과 도진순(都珍淳·42·한국현대사) 교수는 10일 한국역사연구회 주최로 서울 세종문화회관에서 열린 '6·25 전쟁 50주년 학술 심포지엄'에서 '화해와 통일을 위한 한국 전쟁 인식의 과제'라는 주제 발표를 통해 "6·25 당시 일본은 맥아더 사령부와 자국의 이익을 감안, 인천 및 원산 상륙작전 때 소해정(掃海艇) 수십 척을 파견해 미군 작전을 지원했다"고 말했다.

도교수는 "일본은 한국의 지리에 어두운 주일 미군측의 요청으로 옛 일본군에서 근무하다 해상보안청에 편입된 해군 병력과 소해정을 투입, 1950년 9월 미군의 인천 상륙작전과 10월 원산 상륙작전 등에서 기뢰 제거 작업을 벌였다"고 미국과 일본에서 발간된 자료를 인용해 주장했다.

그는 또 지난해 미국에서 발행된 『미국과 세균전』이라는 책자에 따르면 1950년 10월 미국 합참은 다음 해 말까지 세균전을 실행할 수 있는 준비를 갖추도록 예하 부대에 지시했으며 1951년 10월경 구체적 작전단계로 확대됐다고 밝혔다. 세균전 대상에는 북한 지역뿐만 아니라 중국 만저우까지 포함됐으며 발진 기지로는 군산과 대구, 오키나와 등이 들어 있었다고 덧붙였다.

도교수의 이 같은 주장에 대해 학계에서는 "이 주장은 그동안 소문으로 떠돌거나 소수 국내외 학자들에 의해 비공식적으로 거론된 것"이라며 "6·25 발발 50년만에 처음으로 공식 거론됐다는 데 의미가 있다"고 말했다.

기타 감염병

카펫

　미국에서는 실내 공기를 무척 중요하게 생각한다. 실내 공기 오염에 관한 많은 연구가 수행되고 강좌도 집중적으로 열린다. 레지오넬라 질병은 냉방 시설에서 매우 중요하다. 건강 위해평가 조사 중 카펫에 의하여 호흡기 질병이 발생한 내용을 조사한 것이 있다. 카펫 사용 시 관리를 제대로 하여야 한다는 사실을 알리고 호흡기 질환 유행 조사에서 카펫을 반드시 의심해 보아야 할 것 같아서 소개한다.

　감기에 자주 걸리면 집안의 카펫을 청소해야 하겠지. 물론 햇볕에 장시간 말려야 하고.

　초등학교에서 학생과 교사가 폐렴을 포함한 호흡기 질환이 많이 발생하여 조사한 결과 원인이 카펫과 관련이 있고 카펫에서 그람음성 세균과 이스트, 습한 상태에서 나타나는 미생물의 증식이 있음을 발견하였다.

에볼라 바이러스

　에볼라 바이러스는 들어 보았겠지. 1976년 9월 19일 아프리카 자이레 북부지역에서 치명적인 질환이 유행하고 있다고 보고된다. 9월 1일부터 17명의 환자와 1명의 병원 조산원이 발열과 구토, 복통, 혈변이 있은 후 갑자기 사망했다는 보고가 있었다.

　조사단이 파견되고 세계보건기구에 가검물이 보내졌다. 32명이 추가로 입원하고 17명의 병원 직원 중 11명이 사망하자, 9월 30일 병원은 폐쇄되었고 10월 3일 그 지역은 격리되었다. 접촉자에게 전파력이 높아진다. 세계보건기구에서는 간 조직에서 잘 알 수 없는 바이러스를 분리하였고 환자의 항원항체 검사 결과 양성으로 나온 것이 그 원인균이라고 언급한다.

그 뒤 환자 318명을 대상으로 한 환자-대조군 연구에서 병원 내 주사를 통한 감염이 주요 원인이라고 생각한다. 주사를 금지하고, 환자를 격리하고, 보호복과 보호 호흡기의 사용, 병원 환자의 완전 격리, 오염물 처리 등을 통하여 유행은 종식되었다.

바이러스는 그 마을 근처의 강 이름을 따서 에볼라 바이러스라고 명명된다. 1976년 이래 콩고 강 바신지역에서 풍토병으로 자리잡게 되고 계속적인 연구가 진행중이다. 1979년 수단 남부에 33명이 발생, 22명이 사망하는 유행이 발생한다. 사람간의 전파가 적고, 치명률이 높은 점에서 자연계에 동물 또는 다른 병원소가 있을 것이라고 추정하고 있다. 그러나 동물과 곤충은 이 질병의 유행 시에는 특별한 역할을 하지 않는다고 생각한다.

황달의 유행

1968년 5월 17일 미시건 주 보건국은 질병관리국에 32명의 황달 환자가 미시간의 서부지역에서 발생하였다고 보고한다. 미시간은 미국 내에서 경제 수준이 낮고 여름에는 관광객이 많이 오는 곳이다. 환자를 정의하고 지역 주민을 조사하여 76명의 사례를 발견하였고, 최초 발병일이 4월 2일인 것을 알게 된다. 10-19세에서 발생 환자가 많아 학교를 의심하여 조사하니 36명이 서부 지역 학생인 것을 알게 된다. 그래서 학교를 방문하여 조사하였으나 별다른 혐의점을 발견할 수 없었다. 외부 지역의 환자를 분석하여 이 지역과 연관되는 곳은 서부 지역 빵집이라고 생각하여 그곳을 가장 의심하게 된다. 또한 초기에 발병한 한 명은 거기서 요리사를 도와서 일한 정신장애가 있는 조리 보조자였다는 사실도 밝혀진다.

서부 지역 빵집은 빵을 팔다가 남으면 냉장 보관하였다가 세일을 하기 때문에 한 번 오염되면 장기간 오염이 지속될 가능성이 있었다. 방문 당시 모든 종업원을 대상으로 간 기능 검사를 했는데 정상이어서 지금까지 남은 제품은 전부 버리고 위생 관리를 철저히 할 것을 강조하고 영업은 계속하도록 하였다. 예방을 하기 위해 주민들에게 감마 글로불린 주사를 놓았다. 그 후 황달의 유행은 사라졌다. 근본이 되는 원인 제거와 예방접종의 덕일 수 있겠지. 황달은 A형 간염 때문이었다.

장염의 유행

1979년 11월 1일 메카를 순례하던 중에 역학자가 설사병에 걸린다. 그는 의료 선교단인 동행자들도 같은 증상이 많다는 사실을 알고 역학조사를 실시한다. 112명 중에서 64명이 증상을 호소하고, 전날 오후에 발현한 것을 알게 된다. 이들은 설사, 복통을 일으켰고 오심과 구토, 혈변은 드물고 발열은 없었다. 모두 24시간 내 회복되었다. 대변의 세균은 음성이었고 역학조사 결과 전날 점심 식사가 의심스럽다고 생각한다. 증상과 모든 세균이 음성으로 나와서 클로스트리듐 퍼프리젠스 Clostridium perfrigens를 의심한다. 이 균의 포자는 흙과 먼지에 널리 분포되어 있어 음식을 오염시킬 수 있으며, 혐기 상태에서 음식이 있으면 언제든지 이러한 유행을 발생시킬 수 있다고 한다. 참, 쉽게 역학조사를 하는 것 같다.

신경계 질환 유행

1986년 10월 초 대만의 프린트 공장에서 40명 직원 중 7명에게서 신경계 질환이 발생하였다. 대만 의사는 2명에 대하여 근전도 검사를 실시하여 보툴리즘 독소증 botulism에 부합한다는 사실을 알고 보고하게 된다. 조사 결과 따지 않은 캔 땅콩에서 균이 분리되었다. 당국은 생산물의 리콜을 실시하고 그 와중에 다른 곳에서 캔 땅콩을 먹고 두 명이 더 질병에 걸린다. 캔 땅콩을 만든 공장은 영세 업체로 법적 기준을 갖추고 있지 않았고, 11월 26일 회수된 캔 12개 중 9개에서 독성에 대한 양성반응이 나타난다.

교회 만찬에 의한 위장관염

1940년 4월 19일 뉴욕 주 어느 마을에서 설사증이 집단적으로 발생한다. 의사 루빈이 역학조사를 실시하는데 전날 교회 만찬이 원인이라는 여론을 들었다. 그러나 대변 검사에서 배양된 균은 없었다. 교회 만찬을 먹은 75명을 조사하던 중 음식 중에서 바닐라아이스크림에서 많은 포도상구균이 나왔고, 조리사의 코 가검물에서도 포도상구균이 발견되었다. 어떻게 바닐라아이스크림이 오염이 되었는지는 알 수 없었다. 별 조사는 아닌 것 같은데 1940년에 조사한 사실이 중요한 것 같다.

감기

미국에서는 감기에 걸리면 직장에 가지 않는다. 다른 사람에게 옮기는 것이 문제인가? 감기의 합병증이 문제인가?

우리나라에서는 감기에 걸렸다고 직장을 빠질 수는 없다. 우리나라 교포들은 미국에서 하루에도 10-12시간을 일한다. 주 40시간을 일하는 경우는 미국인 회사에 취직한 경우에 해당한다. 생활비와 교육비를 벌며, 어느 정도 생활을 영위하기 위해서는 더 일을 해야 한다. 그래도 이들에게 미국이 좋은 것은 열심히 일하면 그만큼 수입이 보장되고 직업에 귀천이 없기 때문이다. 65세가 넘으면 사회보장이 가능한 점도 매력적이다.

감기는 각종 합병증의 원인이므로 조심하여야 한다. 감기를 앓으면서 일하다가 합병증으로 뇌막염이 된 후 법정에서 직업병으로 인정된 경우가 있었다. 식품회사에 공무과장으로 근무하다가 1997년 세균성뇌막염으로 사망한 근로자에 대한 행정소송에서 법원은 업무상 과로 또는 스트레스가 질병을 유발하거나 촉진하는 것과 상당한 인과관계가 있다고 인정해 업무상 재해에 해당한다는 판정을 내렸다. 그 근로자는 빈틈없이 짜여진 일과 기계의 규모나 수량에 비하여 부족한 공무 및 인력으로 시달렸다. 또는 기계의 노후화에 따른 잦은 고장과 합숙 생활 등으로 인하여 육체적인 피로와 정신적인 스트레스가 누적되었다. 그런 상태에서 면역 기능이 저하되자 상기도 감염, 편도 및 구개 염증 등이 발병하고 위 각 질병과 기존의 축농증 등에 의하여 세균이 혈류를 통하여 뇌막에 침입함으로써 세균성뇌막염이 발생하였던 것이다.

콜레라

1973년, 이탈리아에서는 휴일에 말조개 축제가 벌어진다. 행사 후 콜레라가 유행하여 말조개가 원인으로 밝혀지고 해수에서 균을 발견하게 된다. 포르투갈에서는 옹달샘에서 콜레라균이 분리된다. 장티푸스도 야영장 물이 오염되어 발생했다고 추정하게 된다. 배관이 누수되었다고 생각하고 그곳을 밝혀낸다. 처음 발단된 환자 집에서 화장실에 붉은 프루오레세인 red fluorescein을 붓지만 야영장 물에 나타나지 않는다. 관이 새는 곳이 있었고 이를 조영제를 이용하여 알게 된다.

탄저병

22세 된 여자가 아이티 섬에 들려 크리스마스 선물을 샀는데 2주 후 탄저병에 걸린다. 아이티 섬에서 산 일곱 개의 드럼 중 몇 개는 염소의 껍질로 만들어졌는데 거기에서 탄저균이 분리된다.

흑사병

1975년 11세 난 소년이 죽은 코요테를 발견하고 껍질을 벗긴다. 3일 후 질환이 발생하는데 페스트였다. 죽은 코요테에서 균이 배양되어 상처 난 손을 통해 균이 침입한 것이다. 쥐가 죽어 몸이 차가워지면 쥐벼룩이 다른 온혈동물로 옮겨가서 전염이 된다. 미국에서는 1971년 베네수엘라산 말에서 뇌염이 발생한다. 말라치온으로 모기를 죽이고 말에 예방 접종을 실시한 후 발생이 없어진다.

폰티악열

1968년 7월 1일 미시간 주 폰티악 지역 오클랜드 공중보건센터에서 질병이 발생한다. 주 보건관리자인 의사 버나드 버만은 감기 치고는 독하다는 생각을 하게 된다. 공기 중 농약 성분을 조사하지만 나타나지 않았다. 공기 흡입기를 이용하여 공기를 채집하지만 균을 발견하지 못한다. 책상, 의자, 마루, 공기조절기, 환자의 혈액, 대변, 침 등은 모두 음성이었다. 90마리의 실험동물을 그 빌딩에 가져온다. 기니 피그의 절반이 폐렴에 걸린다. 공기조절기를 의심하지만 균이 배양되지는 않았다. 그 후 건물을 개조하고 공기조절기를 새로 달고 하여 더 이상 환자가 발생하지 않았다. 냉동 보관한 혈청을 이용하여 레지오넬라증의 일종인 폰티악열이라고 판단한다.

라사열

1969년 1월 북동 라이지리아 라사 지역의 조그만 선교 병원에서 69세 된 간호사가 앓다가 사망한다. 다른 간호사도 같은 질환으로 사망한다. 부검으로도 원인을 밝히지 못한 상태에서 또 다른 간호사가 사망한다. 3명의 의사가 토론하여 처음 보는 질병이라고 판단하여 '라사열 Lassa Fever'이라고 명명하기로 한다. 바이러스를 분리하고 항체실험을 하였으나 모든 동물은 음성이었다.

1972년 3월 리베리아에서 다시 발생한다. 쥐 Mastomys natalensis rats에서 바이러스가 분리된다. 쥐의 오줌에 균이 있다가 대기와 음식을 오염시킨다. 사람은 균을 흡입하거나 먹어서 발생하게 된다.

뮤레토캐년 바이러스 Muerto canyon virus

1993년 24세의 여자가 고열과 두통이 발생하고 가족 중 5명이 질병에 걸린다. 처음에는 페스트를 의심하지만 균이 분리되지 않았다. 독성물질을 의심하지만 노출된 물질이었다. 1993년 6월 2일까지 12명이 죽는다. 바이러스 관련 질환을 의심하고 바이러스 검사를 하자 한탄 바이러스가 분리된다. 한탄 바이러스 감염은 보통 신장 질환을 유발하는데 신장 질환이 아니고 폐 질환이라니. 동물과 관련이 있겠지. 그 해에 호두가 풍년이어서 많은 쥐가 몰려들었기 때문이라고 생각한다.

설치류를 잡아 검사하고 쥐똥에 접촉하여 질환에 걸리는 새로운 균종의 바이러스라는 것을 알게 된다. 처음 나타난 지역 이름을 따라 '뮤레토캐년 바이러스'라고 명명한다. '죽음의 계곡'이란 뜻이다. 집에 쥐의 똥을 청소하자 전파되는 것이 중지되었다.

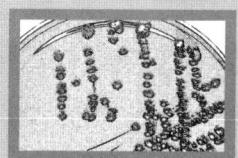

7 의료 제품과 건강

의료 제품의 부작용 | 탈리도마이드 | 디에틸스틸베스트롤 | 돼지 인플루엔자 접종과 길리안바레증후군 | 생리대와 독소충격증후군 | 아스피린과 레이증후군 | 식욕 감퇴약과 심장판막 질환 | 트립토판과 호산구증가근육통증후군 | 질크림과 여성형유방증 | 예방접종 보상 | 길항제 | 예방접종약 변질 가능성 | 항생제 내성

의료 제품의 부작용

우리가 의료제품을 이용하는 것은 질병을 치료하기 위해서이다. 그러나 의료제품에서 부작용이 나타나는 경우가 있다. 에스트로겐 사용으로 자궁암의 발생이 증가하는 경우가 그러한 예이다. 이러한 부작용을 정리하여 보자.

1. 1884년, 독일에서 200여 명의 근로자가 오염된 천연두 예방접종을 맞고 간염이 발생하였다.

2. 1937년, 미국에서 주로 어린이들이 만병통치약으로 알려진 술폰아미드 Sulfonamide를 마시고 사망하였다. 약물은 디에틸렌글리콜 Diethylene Glycol로 제조되었다.

3. 1940-55년, 저체중아의 치료에 고농도의 산소를 사용한 후 수천의 수정체 뒤 섬유증식 Retrolental Fibroplasias이라는 질병으로 장님이 되었다. 산소중독인 셈이다.

4. 1944년, 혈청으로 오염된 황열 예방접종을 받고 수백 명이 간염에 걸렸다.

5. 1955년, 폴리오 예방접종을 시행한 후 100여 명에게서 폴리오가 발병하였다.

6. 1959-62년, 독일에서 500명, 다른 지역에서 1,000여 명의 어머니가 탈리도마이드 Thalidomide를 먹고 자식이 팔다리가 짧아지는 단지증 Phocomelia이 발생한다.

7. 1960-67년, 영국, 뉴질랜드, 오스트레일리아에서 아드레날린제가 포함된 천식 치료제 네뷸라이저를 사용하여 수천 명이 사망하였다고 추정한다.

8. 1962년, 유럽과 미국에서 지혈증 치료제인 MER-29에 의하여

백내장이 발생한다.

9. 1971-80년, 디에틸스틸베스트롤 Diethylstilbestrol을 복용한 산모가 낳은 딸이 질암에 걸린다.

1972년 3-9월까지 프랑스의 신생아 120여 명에게서 목과 기저귀 부위에 발진을 동반한 신경계 질환이 발생한다. 모두 같은 종류의 베이비파우더를 사용하였다. 약국에서 베이비파우더를 회수하여 조사하였더니 활석과 냄새 이외엔 다른 유해 물질을 발견하지 못한다. 새로운 사례가 발생하여 이때 사용한 베이비파우더를 분석하자 헥사클로로펜 Hexachlorophene이 검출되었고 이것이 피부를 통하여 흡수되어 신경계 질환이 발생하였다고 추정한다. 헥사클로로펜은 화장품과 비누에 항균제로 사용되었다. 헥사클로로펜을 성인이 오용하여 신경계 질환이 발현된 적이 있다. 3,000개의 베이비파우더가 제조 과정에서 잘못되어 헥사클로로펜에 오염되었다. 프랑스에서는 이러한 내용은 법적 소송이 끝나야 발표할 수 있어 10년 후 잡지 『란셋 Lancet』에 실렸다.

1981년 베트남 사이공 시에서 741명의 신생아에게서 출혈성 질환이 발생하여 177명이 사망하였다. 모두 베이비 탈쿰파우다를 사용하였는데 쥐약인 쿠마딘 Coumadin이 파우다에 첨가되었다. 오염이 발생한 원인은 쿠마딘이 향수 냄새가 나는 물질인데 비용 절감을 위해 비싼 향수 대신 값싼 쿠마딘을 첨가하였기 때문이라고 추정한다. 환자는 쿠마딘의 길항제인 비타민 K로 치료한다. 어린 원숭이를 대상으로 쿠마딘이 피부에 흡수되는 것을 확인한다.

미국은 의사 처방 이외에 약과 약국이나 슈퍼에서 팔 수 있는 약이 있는데 이를 OTC over-the-counter drug라고 한다. 자기가 계산대에서 골라 살 수 있는 약이라는 뜻이다. 그러한 약에 의한 부작용 중 대표적인 것이 1989년에 발생한 아미노산인 L-트립토판에 의한 호산구증가근육통증후군이다.

미국에서 지금 내가 머물고 있는 집의 딸이 서울에 살고 있는데, 그 딸이 참기름을 사서 보내라고 연락이 왔다. 한국에서는 참기름에 유해 물질을 넣는다며. 그러자 일본산을 사서 보내더군. 좀 기가 막혔다. 미국에서는 탈세와 불량식품이 가장 무서운 범죄에 해당한다.

우리나라에서 이런 일이 벌어지면 파악이 될까? 파악이 되었다 해도 원인 조사가 될까? 1980년 콜레라가 유행하여 전국적으로 예방접종을 하였을 때 일회용 주사기를 사용하지 않아서 간염이 더 발생하였다고 하였지만 정확한 조사는 진행되지 않았다.

약의 부작용은 요즘 임상역학이 발전하면서 많이 다루는 분야이다. 우리나라도 연구를 시작하고 있지만 앞으로도 과감한 투자가 필요하다. 그리고 그건 제약업의 발달과 국민 보건, 국가 경쟁력을 키우는 원동력이 된다. 위와 같은 예를 통하여 선진국은 서로 협력 체제를 갖추기 시작한다. 즉, 우리가 늦게 약을 개발하여 팔려고 하면 이미 형성된 각종 규제로 팔기조차 힘들 수 있다. 할 수 없이 개발권을 선진국에 팔면서 해결할 수밖에 없는 경우가 많을 것이다.

우리가 우리 주위에서 발생하는 문제를 해결하기 위하여 열심히 노력하지 않으면 어느 날 우리는 피해를 경험하게 되고 때로는 그러한 사실도 모르거나 적당히 지나갈 것이다. 문제는 우리가 판매한 후 피해가 발생하면 반대 의견 하나 제시하지 못하고 선진국이 보상하라는 대로 보상해야 할지도 모른다. 아, 어떻게 하지! 열심히 공부해야지. 그것도 사고방식을 전환한 새로운 교육 방법으로. 어떤 교육? 나도 모르겠다. 교육이 변해야 한다는 것은 알지만 그 방법을 모르니 나도 답답하다.

탈리도마이드
Thalidomide

　탈리도마이드는 1960년대 초 임산부에게 아침에 일어나는 입덧을 막기 위하여 판매된 약이다. 동물 실험까지 거쳐 아주 안전하다고 생각하여 임산부가 복용하였다. 이 약은 출생아에게 사지변형, 단지증 Limb Reduction, Phocomelia 등 다양한 기형을 유발하여 선천성 기형을 유발한 대표적 약이 되었다. 이 약에 대한 부작용의 예는 오스트레일리아 산부인과 의사인 맥브리드가 3명의 팔, 다리가 짧은 기형을 발견한 것이며 지금까지 경험한 적이 없는 이러한 기형의 원인은 그 시기에 새로 제조된 탈리도마이드라고 발표했다. 광범위한 연구를 통하여 전 세계적으로 탈리도마이드에 의하여 12,000여 명의 기형아가 발생하였다는 사실이 알려졌다.

디에틸스틸베스트롤
Diethylstilbestrol

　1970년 메사추세츠 주 종합병원에 근무하는 산과 의사인 허브스트와 울펠더 및 역학자인 포스칸저는 20세 미만의 젊은 여자에게 희귀 질환인 질암이 생겼다고 발표하였으나 그 원인은 알 수 없었다. 그런데 한 환자의 어머니가 임신중 복용한 디에틸스틸베스트롤일 가능성이 있다고 언급한다. 그래서 환자 8명에게 물으니 7명의 어머니가 임신중 디에틸스틸베스트롤을 복용하였다고 응답한다. 이렇게 환자나 보호자가 새로운 질병의 원인을 밝히는 단서를 제공할 수 있다. 병력 조사가 얼마나 중요한지를 알 수 있지. 1971년 4월 『뉴잉글랜드』지는 디에틸스틸베스트롤에 의하여 질암이 발생하였다는 기사를 게재한다. 미국 식품의약품안전국은 임신중 디에틸스틸베스트롤 복용을 금지한다.

복용 후 15-20년 후에 발생한 사건이니 그 동안 얼마나 많은 사람이 이 약을 복용하였으며, 1938년부터 1971년까지 미국인 1천만 명이 복용함 그 피해는 또 얼마나 컸을까?

미국 국립암센터에서는 지금도 연구를 진행하고 있다. 1994년 6,900명의 어머니와 6,500명의 딸, 3,600명의 아들에 대하여 조사한다. 그 다음 조사는 2000년과 2001년에 어머니는 유방암, 딸은 자궁과 질의 기형에 대하여 조사할 예정이며 아들은 큰 건강 장애가 없는 것 같고 손녀딸에 대하여도 조사한다.

돼지인플루엔자 접종과 길리안바레증후군
Guillain-Barre Syndrome

1976년 1월 미국에서 사망 원인을 모르는 사망자에게서 사인이 돼지인플루엔자 때문이라는 것을 밝혀지고 이러한 질병이 유행할 것이라고 추정한다. 1976년 10월 1일 미국에서 돼지인플루엔자 예방접종이 시작된다. 1918년 스페인 인플루엔자와 같은 세계적인 유행이 발생할 것을 우려하여 긴급히 대처한다. 3명의 노인이 같은 병원에서 예방접종 후 사망한다. 사망 원인은 심장질환으로 예방접종과 무관하다고 추정한다. 14일에는 대통령이 가족과 예방접종을 맞는다. 10월 22일 질병관리본부는 41명이 사망하였으나 예방접종과 연관성은 밝혀지지 않았다고 발표한다. 11월 12일 예방접종 후 길리안바레 증후군이 발생한다. 그 후 발생이 증가하면서 돼지인플루엔자와 길리안바레 증후군간의 관련성이 임상역학적으로 인정된다. 정부는 예방접종을 중단하지만 인플루엔자의 세계적 유행은 발생하지 않는다.

길리안바레 증후군의 발생 시점이 언제인가를 두고 법적 소송이 제기된다. 법원은 접종 후 10주 이전에 발생한 질병만 관련이 있다고 판결하고, 그 이후에 발생한 질병에 관하여는 관련성이 없다고 판결한다.

생리대와 독소충격증후군
Toxic Shock Syndrome

1979년 3예의 희귀 질환이 위스콘신 주 보건당국에 보고된다. 3명은 발열, 발진이 나타나고 여러 기관에 장애를 일으키는 것이 1년 전 토드Todd 등이 보고한 사례와 유사했다. 토드 등은 같은 증상을 가진 4명의 소녀와 3명의 소년을 보고하면서 병명을 독소충격 증후군으로 명명하였다. 5명에게서 국소 포도상구균 감염이 있었다.

위스콘신 주와 미네소타 주에서는 독소충격증후군에 대한 감시체계를 가동한다. 1980년 1월까지 12명이 보고되는데 모두 여자였다. 11명은 발병 당시 월경중이고 모두 생리대를 사용하였다.

1980년 봄까지 칠병관리본부는 위스코온 주, 미네소타 주, 유타 주에서 계속 보고를 받으며 이 일에 개입한다. 55명의 환자가 보고되고, 40명의 월경력을 파악한다. 38명이 월경 시작 후 5일 내 발병하여 7명이 사망 치명률:13%하였다. 6월 중순 환자 52명과 대조군 52명으로 환자-대조군 연구를 실시하여, 생리대를 사용하면 유의하게 독소충격증후군이 더 발생한다는 사실을 밝혀낸다. 언론은 질 좋은 고흡습성 생리대가 원인일 수 있다고 발표한다.

9월 5일 272예가 모아지고 생리대 종류를 구분하여 다시 환자-대조군 연구를 수행한다. 그 결과 고흡습성 생리대가 유의하게 관련되어 있다는 사실을 관찰한다. 1980년 9월 22일 제조업자와 투자가는 질병관리본부와 식품의약품안전국과 토의를 거쳐 자발적으로 상품을 회수한다. 1982년 식품의약품안전국은 흡수력이 가장 나쁜 생리대를 사용하라고 권유하고 1983년 1월 1일 독소충격증후군은 국가적 보고 질환이 된다. 1990년 3월 식품의약품안전국은 생리대의 흡수력에 대한 표준을 선정한다.

아스피린과 레이증후군

1981년 질병관리국은 레이증후군과 아스피린의 섭취는 강한 역학적 증거가 있다고 밝히고 모든 제품에 이에 대한 경고를 부착하도록 한다. 1982년 3월 한 학술조사 단체는 공식적으로 식품의약국에 수두를 앓는 아이들에게 아스피린과 레이증후군과의 관련성이 있으므로 아스피린 사용을 경고해 달라고 진정한다. 그러나 식품의약국에서 검토중이라는 미온적인 반응이 나오자 이 단체는 1982년 5월 소송을 제기한다.

1985년 1월 식품의약국이 예비조사에서 강한 관계가 있음을 보고하자 장관은 소송을 자발적으로 포기하라고 한다. 1986년 3월에 규제안을 제정하여 1986년 6월 5일 실시한다. 소송이 없었다면, 이렇게 일찍 규제화되었을지 의심스럽다.

식욕 감퇴약과 심장판막 질환

1967년부터 1972년까지 서구 유럽에서는 원발성폐고혈압 Primary

Pulmonary Hypertension의 발생이 많았다. 원인을 추적하여 식욕 감퇴약인 아미노렉스 Aminorex, Menocil에 의한 것이라고 판단한다. 부검 소견에서 폐동맥 근육층의 폐쇄 병변을 관찰한다. 30년 후 펜플루라민 Fenfluramine과 덱스펜플루라민 Dexfenflulamine에 의한 원발성폐고혈압이 유럽에서 발생한다. 미국에서도 이 약은 선풍적인 인기를 끌었지만 1997년 회수되었다. 펜-펜 Fen-phen은 1996년 한 해만도 수백만이 복용하였다. 이에 의한 원발성폐고혈압도 보고된다.

1997년 초 콘놀리 Connolly 등은 펜플루라민 또는 덱스펜플루라민을 복용하고 24명의 환자가 심장판막 질환이 발생하였다고 보고한다. 이들은 4개월간 이런 약을 복용하였고 그 중 5명은 심장판막 이식을 하였다. 비슷한 시기에 식품의약품안전국은 36예를 보고한다. 펜플루라민을 복용한 271명에 대해 심장초음파 검사를 한 결과 32%가 심장판막에 이상이 있었다. 그 뒤 많은 연구에 의해 이것이 뒷받침되었다. 1997년 이전 수백만이 펜플루라민을 복용하였다. 3개월 정도 복용한 경우는 심장판막 질환이 드물지만 그 이상 복용했을 때 발생할 가능성이 높다.

우리나라에서도 이 약을 복용하였을까? 부작용이 생겼을까? 의사에 의하여 발견되었을까? 보상을 받았을까?

트립토판과 호산구증가근육통증후군

1989년 10월 30일 뉴멕시코 주의 지역 의사가 백혈구 증가가 현저하고 심한 근육통을 가진 환자가 3명이 있는데 이들 모두 트립토판 L-tryptophan을 복용하고 있었다고 보건당국에 보고한다. 임상적으로 정확한 진단을 내릴 수 없었다. 보건당국은 사례 파악에 나섰고, 질병관리본부는 1989년 11월 8일 조사에 개입한다. 트립토판은 필수 아미노산으로 치료 목적으로도 자주 사용되지만 식품첨가제로 분류되어 식품의약품안전국의 규제 대상은 아니다.

질병관리본부는 이를 호산구증가근육통증후군 Eosinophilia-myalgia syndrome, EMS으로 명명하여 전국에 알리고 감시 체계를 구축한다. 11월 17일 287명의 환자가 보고되었고 이들 중 98% 이상이 트립토판을 복용한 적이 있었다. 235명의 사례를 분석하자면, 연령은 14-76세로 97%가 백인이었고 83%가 여자였다. 전국적으로 발생하였으며 발생일은 1989년 7월경이었다. 99%가 트립토판을 복용한 적이 있었다. 뉴멕시코 주의 환자-대조군 연구 환자 12명, 대조군 24명와 미네소타 주의 환자-대조군 연구 환자 12명, 대조군 12명에서 모두 트립토판의 복용만이 유의하였다. 1989년 11월 17일 식품의약품안전국은 트립토판을 회수한다. 트립토판 원료는 화학적, 세균학적 과정을 거치면서 일본의 6개 제조회사가 제조하여 전 세계에 팔렸다. 미국 내 제조회사는 일본에서 수입한 트립토판 원료에 여러 불활성 성분을 추가하여 트립토판을 제조, 여러 상품명으로 다양한 판매망을 통하여 판매하였다.

호산구증가근육통증후군의 원인은 트립토판 자체, 트립토판 원료, 제조 공정에서의 불순물, 제조 후 첨가물 중의 하나일 것이다. 오레곤 주에서 일본 원료를 사용한 제조회사와 그렇지 않은 제조회사를 비교하여 환자-대조군 연구를 수행하니 일본 원료를 사용한 제조회사만이 유의하였다. 일본 내에서 제조 과정에서 첨가된 불순물에 의할 가능성을 시사하는 것이다. 일본 제조회사는 여러 해 동안 박테리아 발효 방법으로 제조하다 1988년 제조 공정을 바꾸었는데, 이것이 1989년 호산구증가근육통증후군의 발생에 중요한 역할을 하였다고 추정한다. 어떠한 불순물에 의하여 발생하였는지 정확히 파악하지 못하고 있다.

그러면 우리나라는? 나는 이 이야기를 우리나라에서 들은 적이 없다. 우리나라가 일본에서 트립토판 원료를 수입하였을 가능성은? 호산구증가근육통증후군이 발생하였을 가능성은? 발생하여도 모르고 지나갈 가능성은? 누가 알려 줄까? 일본은 우리가 사실을 알고 물어보면 아직 정확히 밝혀진 것이 아니라고 하면서 발뺌을 할텐데. 미국은 일본과의 외교적인 문제가 있어 알려주지 않는다. 결국 우리가 의식하고 있지 않으면 안 된다. 우리의 문제는 우리가 해결하여야 한다. 자기 나라에 손해가 오는데 자료를 공개할 국가가 있을까?

질크림과 여성형유방증

1989년 70세 남자가 여성형유방증 Gynecomastia이 발생한다. 병원에서 수술을 하고 나자 다른 편에도 생긴다. 의사는 그 원인을 부인이 바른 질크림 때문이라고 추정한다. 부인이 나이가 들어 위축질염 Atrophic vaginitis이 생겨 에스트로겐 질크림을 바른다. 남편은 나이가 들어서도 일주일에 여러 번 성 생활을 즐겼는데 그로 인해 에스트로겐이 흡수되어 여성형유방증이 생겼다. 너무 적은 양인데 생길 수 있을까? 에스트로겐이 없는 크림으로 바꾸자 여성형유방증이 없어졌고 따라서 질크림이 원인이라고 판단한다.

예방접종 보상

예방접종약은 적절하게 제조, 공급되고 시술되어도 부작용이 생길 수 있다. 그래서 법률 용어로 '위험이 불가피한 생산물 unavoidably dangerous products'이라고 부른다. 사회적으로 유용하지만 통계적으로 약간의 위험이 있다. 부작용은 팔에 나타나는 염증이나 접종 1-2일 후에 나타나는 발열이다. DPT 디프테리아, 백일해, 파상풍는 영구 뇌 손상이 없는 경련 5,000접종 당 1명을 유발하기도 한다. 그러나 영구 장애와 사망에 이르기도 한다. 경구용 소아마비 생백신은 폴리오 자체의 위험 4백만 명 접종 당 1명으로 예방접종을 받은 사람이 바로 사망하기도 한다. 1천만 명 접종 당 1명 약 제조 시 오염이나 접종 시 시신경 손상 등 잘못이 뚜렷할 수도 있다. 그러나 대부분 이러한 반응에 대하여 결함이 있는 사람이 없어 소송 대상이 없다. 미국 법원은 동의와 경고 의무의 법률적 책임이 있다고 하는데 다시 말하면 접종 시행자는 예방접종의 이득과 부작용에 대하여 상세히 설명하여야 한다는 것이다.

예방접종의 부작용에 대하여 공공기관에서 보상할 때는 다음과 같은 사항들을 고려하여야 한다.

1. 어떤 백신을 보상하여야 하나? (모든 백신 포함)
2. 어떤 상해를 포함해야 하나? (모든 부작용): 원인-통계적 상관관계: 접종 후 30일 이내의 발생을 인정하지만, 그 후에도 발생 가능하며 병의 경중에 따라 보상액의 차이가 있다.
3. 어떤 종류의 배상인가?

예방접종의 부작용으로 DPT는 뇌염 Encephalitis을, 경구용 소아마비 백신은 회색질 척수염 Poliomyelitis을 일으킬 수 있다. 1970년 5월, 18개월 된 피고가 폴리오 접종 2주 후 폴리오로 진단을 받았다. 법정은 원고가 경고를 하지 않아 책임이 있다고 판정하였다.

인플루엔자 백신 Swine flu vaccine은 1976년 연방 정부가 인플루엔자 유행을 예방하기 위하여 접종을 실시했다. 1976년 10월부터 12월까지 성인의 3분의1이 접종을 하게 된다. 제조회사가 이 많은 사람에 대하여 보험을 제공할 수 없기 때문에 책임 보상을 하기 위하여 국회가 돼지인플루엔자법 Swine Flu Act을 제정한다. 그 후 길리안바레증후군이 발생하였다고 하여 정부를 상대로 많은 소송이 생긴다. 법정에서는 접종 후 10주 이전에 발생하는 것만 관련이 있다고 판정하였고, 그 후 발생한 것에 대하여는 관련성을 부정하였다.

질병관리본부에 의하면 1978-79년 접종 후 8주 내에 발생한 길리안바레증후군은 백만 명 당 1.4명정상인 발생률: 1백만 당 1명이었다. 인플루엔자 백신은 백만당 6.2 명이었다.

우리나라는 20년 전 장티푸스 예방접종을 시행하다가 2명이 사망하여 사회적 반응을 야기한 적이 있는데 보상 예산이 없어서 다른 예산을 전용해 도 차원에서 1인당 5백만 원씩 보상한 것으로 알고 있다. 요즘도 예방접종에 의한 피해라며 신문에 보도되기도 한다. 예방접종에 의한 피해라고 생각하면 당연히 보상이 되고 있다. 그런데 예방접종 부작용이라는 판단이 과연 쉬울까? 우리나라에서 최근 발생한 예방접종 관련 부작용 의심 사례들을 몇 가지 살펴보자.

사례 1. 사망

국립과학수사연구소의 부검 결과, 백신과 관련 없는 영아 돌연사로 확인되었다.

2개월(나이)/DTaP, 폴리오(백신 종류)/서울 ○○종합병원(접종 장소)/ 99.11.22(접종 날짜)/영아 돌연사(원인)/적합(봉합. 봉인 및 약품 검사)

사례 2. 뇌증

1차 조사 결과 질식에 의한 저산소증이 시신경 및 청신경을 지배하는 뇌 부위의 장애를 일으킨 것으로 당초 추정하였으나, 피해조사소위의 정밀 조사 결과 예방접종 부작용의 가능성을 배제하지 못하고 있어 계속 조사중이다.

7개월/DTaP,폴리오/서울 ○○보건소/99.11.30/정밀조사중/적합

사례 3. 뇌증

당초 접종한 MMR 백신의 홍역 균주 부작용에 의한 뇌증으로 추정하였으나, 뇌척수액에서 뇌증, 뇌막염, 장중첩의 원인균인 에코바이러스가 검출되었다.

16개월/MMR/서울 ○○종합병원/2000.1.12/부검중/적합

사례 4. 사망

부검 결과 사망 원인으로 예방접종과 관계없는 패혈증을 1차 사망원인으로 보고 있으며, 약품 검정 결과를 기다리고 있다.

4개월/DTaP,폴리오/서울 ○○의원/2000.1.17/패혈증/진행중

사례 5. 사망

영아 돌연사로 진단되어 화장하였으며, 약품 검정 결과를 기다리고 있다.

2개월/B형간염/진주 ○○의원/2000.2.1/영아 돌연사/진행중

사례 6. 사망

사망과 선천성 질환 및 예방접종과의 관계를 규명하기 위해 부검을 권유하였으나 거부하고 화장했다.

5개월/DTaP,폴리오/청주시 성모병원/2000.2.15/조사중/진행중

길항제

독성 물질에 중독되면 우리는 길항제 Antidote를 사용하여야 하는 사실을 잘 알고 있다. 그런데 별로 경험이 없어 제대로 사용되지 않는 것 같다. 여기에 대한 경험을 말할 테니 여러분도 보고 참조해서

우리나라 독성학 치료에 발전이 있기를 바란다.

　가정의학과 전공의 시절 독사에 의한 교상 환자가 입원하였다. 당연히 기본 치료를 하고 피부 반응 검사 후 항독소를 주사하였다. 그런데 요구되는 항독소 양이 많아 거의 10병 이상이 필요하였다고 생각하였다. 아니 이보다 더 많은가? 적당히 주었지. 미국산이라 그런지 비쌌다. 그 환자는 나중에 신부전으로 사망하였다. 나는 독사독과 항독소 중 어느 것이 사망 원인인지 확인할 수 없었다. 25년 전 보건소장 시절 보건지소에 항독소가 없다는 것이 기사화되어 보건지소에 1-2개의 항독소를 나누어 준 적이 있었다. 혹시 의사가 적당히 치료 효과도 보지 못할 양을 부작용을 유발할 정도로 사용하고 있지 않나 하는 생각이 들었다. 치료 효과를 보려면 많은 양을 주사해야 하지만 약도 부족하고 경제적 사정으로 어려울 것 같았다. 그때 그 많은 양의 처방은 겁이 나서 하지를 못하였다. 더구나 미국 뱀의 항독소인데, 치료에 항독소를 사용하였다고 하기 위하여 소량만 사용하고 효과도 없이 부작용에 의한 피해만 있는 것이 아닌가? 우리나라는 독사도 적다고 하는데.

　불산 화상이 있었다. 나도 거기에 관여한 적이 있다. 우리 관내 불산 제조회사에서 의사의 사인이 필요하다고 나를 찾아왔다. 그 외국 회사가 불산 화상 시 열심히 치료할 의사의 사인을 요구한다고 하였다. 그래서 제대로 치료를 한다는 조건으로 사인을 하였다. 그리고 불산 치료에 대하여 문헌 검색을 하였는데, 외국에는 불산 연고가 있었다. 칼슘연고인데 칼슘이 불산을 중화시킨다나. 국내에는 치료약이 없었다. 그 회사가 내 사인 때문에 영국과 스위스에서 그 약을 구입해 왔다. 나는 최신 치료방법으로 치료하였다. 우리 병원이 한국에서 가장 최근 방법으로 치료하는 병원이 되었다. 나도 논문을 발표하고 회사에 예방책도 건의하였다. 그 결과 불산 화상 환자가 줄어서 요즘은 거의 없는 것 같다. 처음에는 방기하였다. 건수가 있어야 논문을 쓸 수 있는데 그 회사는 칼슘연고를 더 이상 구입해 오지 않았다. 같이 근무하는 정해관 선생이 쉽게 제조가 가능하다고 하였다. 그래서 우리가 제조하여 치료를 하였다. 울산, 대전 등 여러 곳에서 와서 그 연고와 제조법을 배워 갔다. 불산은 텔레비전이나 인공위성을 만드는데 사용되므로 불산 화상이 자주 발생하는데, 우리가 그 치료법을 알고 있다고 하여 찾아 왔다고 하였다. 기본료만 받고 직접 불산을 만드는 방법을 보여 주면서 알려 주었다.

그때 우리나라는 길항제를 잘 사용하지 않을지 모른다는 생각이 들었다. Ca-EDTA는 구하기 어렵다. 다른 길항제도 우리가 사용한 경험이 없다. 그래서 나도 꿈이 생겼다. 언젠간 많은 길항제를 확보하여 우리 병원이 가장 많은 길항제를 갖고 있고 또 제대로 사용하는 곳이 되었으면 좋을 것 같다. 그러면 내가 임상을 하여야 하는데 …. 응급의학 전문의 제도가 생겼다. 적당히 자격을 주면 나도 하여야겠다고 생각했는데, 4년을 다시 전공의로 하여야 한다고 해서 포기했다. 그래도 길항제는 포기하지 않았다.

한국농촌의학회를 통해 순천향대학병원 내과에서 파라쿼트 중독에 대하여 특이한 치료를 실시하여 생존 비율을 높였다는 보고를 보았다. 그런데 그 방법은 내 박사학위 논문과 관련이 있는 내용이었다. 「산소 중독에 대한 글루타치온 Glutathione과 클로로프로마진 Chloropromazine의 보호 효과」가 내 박사 학위 논문 제목이다. 파라쿼트 중독은 산소 중독에 의한 것이다. 나는 파라쿼트 중독 환자는 죽으면서도 산소 공급을 받으며 죽는다고 웃으며 이야기나 하고 있었는데, 순천향대학 병원에서는 산소 라디칼을 줄이는 방법이 치료 방법이었다. 응급의학 전공의가 독성 치료에 대하여 책을 냈다. 우리나라도 약간씩 독성 환자 치료와 길항제 사용에 대하여 달라지고 있다는 것을 알게 되었다. 미국에서 길항제 사용에 대하여 알고 싶은데, 어디서 어떻게 알 수 있는지 정말 모르겠다.

내가 못 이룬 꿈을 여러분들이 이뤄 주면 얼마나 좋을까! 동국대는 길항제가 가장 많이 구비되어 있고 각종 중독을 가장 정확히 진단하며, 가장 잘 치료하는 병원이라면, 길항제에 대하여 다양하게 알아야 하겠지. 그리고 하나하나 구비하기 위하여 노력하고.

예방접종약 변질 가능성

1989년 내가 가정의학 전문의로 취직해 있는 병원에 홍역 환자가 발생하여 이에 대한 지역사회 조사를 실시하였다. 내가 본 환자는 한 명이지만 그 지역을 방문하니 많은 홍역 환자가 있었다. 예방접종 효과를 파악하니 통계적으로 유의한 차이가 관찰되었다. 즉, 접종을 실시하지 않은 군에서 홍역이 더 유행하고 있었다. 그러나 접종을 실시한 군에서도 꽤 많은 홍역 환자가 발생하였다. 그 이유는 예방접종 보관 문제나 접종 시의 잘못 때문이 아닐까 하는 생각이 들었다. 그 뒤 홍역과 동시에 예방 접종을 실시하는 볼거리, 풍진도 많이 발생하여 접종을 제대로 하지 못하므로 이런 유행이 발생한다고 생각하였다. 예방접종 후 질병의 유행이 거의 없어 예방 작용이 되지 않아 유행이 되지 않는다고 설명할 수 있다. 선진국은 같은 경우 그렇게 많이 유행하지 않는다.

그러면 당연히 우리나라는 예방접종의 효과가 문제된다고 생각할 수 있는데, 그 이유는? 운반할 때 냉장 차량을 통해서만 운반될까? 10여년이 흐른 후 이런 기사를 보니 감개무량하기도 하고 그때 이런 사실을 주장했어야 했는데 하는 생각도 든다. 그런데 그때 그런 의견을 주장하기엔 과학적인 근거가 없고 추론에 불과하다고 생각했다. 어떻게 이런 조사를 과학적으로 조사할 수 있을까? 쉬운 일은 아니겠지. 접종 유통

경로와 병원에서의 보관상의 문제를 따진다? 그럴 수 있지. 그러나 이 경우 단지 그런 문제점이 있다는 사실만이 지적된다. 그러한 사실에 의하여 질병 유행이 발생하였다는 명백한 증거는 찾기 힘들다. 우리는 예방접종의 지침을 잘 지키고 보관을 잘해야 하겠지.

백신 품질 변질 예방 '빨간불'

『한국일보』 2000. 6. 8

최근 기온 상승에 따라 백신 품질 변질 예방에 빨간불이 켜졌다. 식품의약품안전국은 8일 시도 지방 식약청에 백신 제제 수송 및 보관 시 판매업자가 지켜야 할 사항 등 약사법 위반 여부를 중점 감시토록 긴급 지시했다고 밝혔다. 식약청 관계자는 "지난달 말부터 기온이 크게 올라가면서 백신의 품질이 변질될 가능성이 매우 커졌다"며 "수송 및 보관 과정 기준을 반드시 지켜 줄 것을 제약업체와 도매상에게 요청해 놓은 상태"라고 말했다. 백신은 일정 규격의 수송 용기나 냉장 차량을 통해서만 수송해야 하고, 자동 온도 측정 장치가 부착된 냉장고 또는 냉동고에 보관토록 하고 있다. 식약청은 제약회사, 수입 업체, 백신 제제 판매 도매상, 약국 등을 대상으로 이 규정을 제대로 지키는지 여부와 백신 품질 변질 사례를 집중 조사할 계획이다.

항생제 내성

『워싱턴포스트』지에 항생제 내성균에 대한 기사가 났다. 우리나라가 항생제 내성균이 가장 많은 것으로 되어 있었다. 미국에서는 한국에 대한 언급이 거의 없는데, 어쩌다 나오면 이렇게 나쁜 일에 해당하는 경우가 많고 순위도 높다. 이게 항생제를 남용한 덕분인 것 같고. 그래서 의약 분업을 실시한다고 하는데, 이것도 국민과는 무관하고, 의사와 약사의 땅 따먹기 싸움으로 오도한다. 우리나라가 의약 분업을 실시하기 위해서는 많은 연구를 하여야 하는데 밀어 붙이기 식으로 추진하면 누가 그 피해를 입을까?

이전에 어느 제약회사 사람이 농담으로 하는 말을 들었다. 의사들이 하도 약을 남용하여 약효가 없도록 약을 제조한다고 한다. 약효가 없으므로 약을 마구 남용해도 좋다고? 말이 되는가? 우리나라에서는 가능한 이야기인지 모른다. 의사도 약을 남용하지 말아야 하지만 제도적으로 그렇게 만들면 정말 바람직할 것이다. 그러나 제도를 잘못 만들면 국민, 의사, 약사 모두가 손해를 볼 수 있다.

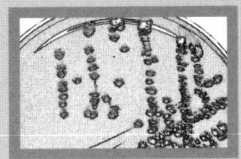

8 사기 과학 Junk Science

단순 부상후 암 발생 | 덩굴월귤 공포 | 레세르핀과 유방암 | 벤덱틴과 선천성 기형 | 커피와 췌장암 | 급발진 | 실리콘 유방 이식술과 결체조직 질환

단순 부상 후 암 발생

1949년 5월 16일 한 여자가 전차에서 내리다 부상을 당한다. 부상 후 의사가 여기 저기 멍든 데를 관찰한다. 그녀는 저녁에 유방 색깔이 변한 것을 보고 주치의 진찰을 다시 받았으나 특별한 소견은 없었다. 두 달 후 그녀는 전에 다친 바로 그 부위의 유방에 덩어리가 만져지는 것을 관찰하고 암 전문의사에게 진단을 의뢰해 유방암 진단을 받아 수술을 실시한다. 그리고 보상 소송을 제기한다. 주치의는 부상이 유방암의 원인이라고 법정에서 진술한다. 암 전문의사는 다른 의견을 제시한다. 배심원은 5만 달러를 제시하고, 재판관은 2만5천 달러를 지불하라고 판정한다. 펜실베이니아 대법원은 만장일치로 단순 부상과 유방암 발생은 당연하다고 판정한다.

1676년 영국의 유명한 외과의가 부상으로 인하여 발생하였다고 생각하는 2예의 암 환자를 보고한 것이 있어 그 당시 많은 의사는 단순 부상이 악성 암을 유발할 수 있다고 믿었다. 19세기 중반까지는 만성적인 자극, 열, 화학 물질에 의해 암이 발생한다고 믿었고 단순 부상에 의해서는 발생하지 않는다고 생각하였다. 그러다 1884년 독일에서 단순 부상이 암을 일으킨다고 믿었고 그러한 보고가 계속되었다. 독일은 1884년 세계에서 처음으로 근로자 보상제도를 도입하였기 때문이고, 미국도 1920년대 근로자 보상제도를 시작해 이러한 소송이 증가하였고 많은 경우 단순 부상이 암을 일으킨다는 판결을 낳는다. 그 후 단순 부상이 암을 발생시키는 것은 아니라고 알려지면서 다시 단순 부상이 암을 악화시킨다는 이론이 등장한다. 그래서 단순 부상에 의하여 암이 악화되거나 전이된다는 소견이 소송에서 이기기 시작한다. 1962년이 되어서야 단순 부상으로 인한 암 발생은 보상이 어렵다는 의견이 팽배해지고 따라서 그러한 소송은 이기기 어렵게 되었다.

덩굴월귤 공포
Cranberry

　1959년 미국 보건사회부 장관이 오리건과 워싱턴 주에서 재배되는 덩굴월귤에서 암을 유발하는 제초제 Aminotriazole가 발견되었다고 발표하고, 재배지를 모르는 덩굴월귤을 구입하지 말 것을 경고한다. 아미노트리아졸은 1958년 동물 실험에서 많은 양을 사용한 결과 갑상선암을 유발하였다. 그러나 병리학자는 암을 유발한 것이 아니라고 주장하고, 식품의약청은 암을 유발한 것이라고 판단한다. 이것은 발암 물질은 식탁에서 사라져야 한다는 환경론자 의견이 정책적으로 반영된 첫 사건이다.

　장관은 이러한 결정을 내린 근거로 세 가지를 제시했다.

　1. 저농도에서 암을 발생시키지 않는다고 과학자가 증명하지 않으면, 의심스러운 화학 물질은 아주 소량이라도 위험하다고 간주하여야 한다.

　2. 동물 실험에서 발암성이 증가하지 않은 실험 결과도 안전하다고 생각하여서는 안 된다. 실험 동물 수가 적다면 발암성이 증가한 결과를 보일 수 없다. 그러므로 의심스러운 화학 물질은 안전 용량이라고 단언할 수 없다.

　3. 의심스러운 발암 물질의 사용을 포기하는데 경제적인 문제를 고려하여서는 안 된다.

　그러나 그 후 여러 가지 실험에서 아미노트리아졸은 안전하다고 인정된다.

레세르핀과 유방암
Reserpine

　1970년대 레세르핀과 유방암은 상관성이 있다고 보고되고 다른 두 개의 독립된 논문도 이러한 관련성을 지지한다. 레세르핀 사용에 의하여 프로락틴의 수준이 증가하여 유방암을 일으킬 가능성이 있을 수도 있다고 생각하여 논란이 있었다. 많은 경비를 들여 연구를 수행하였으나 지금까지는 관련성을 발견하지 못하고 있다. 현재 레세르핀은 인체에 발암성이 없는 물질로 분류되고 있다.

벤덱틴과 선천성 기형

　1956년 미 식품의약청은 벤덱틴이 임신부의 구역질을 예방할 수 있다며 판매를 허가하였다. 1974년 산모가 임신 14주에 이 약을 먹었는데 아이 피고가 오른손이 없는 상태로 태어났다. 벤덱틴과 선천성 기형에 관한 연구는 1963년에 시작되어 1990년까지 계속되었으나 40개의 모든 연구에서 관련성을 발견하지 못한다. 그러나 잇단 소송과 의회의 비판으로 제조사 DOW는 1983년 벤덱틴을 시장에서 회수하고 판매를 금지한다.

　매사추세츠 주 법에서는 피고의 주장이 인정되지 않았다. 이 사례의 의미는 피고의 전문적 의견이 과학적인 판단 기준에 미치지 못하다고 법원이 판결한 데 가치가 있다.

커피와 췌장암

1981년 과학전문지 『뉴잉글랜드』는 하버드대 연구팀의 커피와 췌장암이 서로 관련이 있다는 연구 결과를 게재한다. 하루 두 잔의 커피가 췌장암 위험도를 2배, 다섯 잔은 3배 증가시킨다고 한다. 더구나 치명적인 암의 2배 이상이 커피에 의하여 발생하였다고 추정한다. 하버드대 연구팀의 주장이 그만큼 신빙성이 있다고 생각한 국민들은 커피를 적게 먹기 위해 노력하고 이에 따라 커피 회사는 야단이 난다. 본래 그 연구는 술과 담배와의 관계를 관찰하기 위하여 고안된 것으로, 커피와 암의 관계를 보기 위한 것은 아니었다. 다른 연구에서는 모두 이 연구 결과를 부정했고 동물 실험에서도 확인되지 않았다. 5년 후 하버드대 연구팀은 연구를 반복하였으나 커피가 췌장암과 관련이 있다는 사실을 입증하는데 실패하였다.

처음에는 관련성이 있다고 생각했으나 나중에 관련성이 없다고 밝혀진 이야기도 중요하다. 그러므로 계속적인 연구가 필요하다. 우리도 잘못된 연구를 하지 않기 위해 노력하여야겠지. 어차피 우리나라에서 한 연구는 아무도 믿지 않으니 그럴 필요가 없다고? 말도 안 돼.

급발진
Sudden Accelation

1986년 아들과 드라이브를 하고 돌아온 어머니는 차고를 열려고 차에서 내린 아들에게 돌진한다. 어머니는 있는 힘을 다해 브레이크를 눌렀지만 아들은 사망한다. 어머니는 아들의 사망 원인이 차의 결함이라며 소송을 제기한다. 차종은 아우디 Audi 5000이었다. 그러나 사고난 차를 비롯하여 다른 차의 브레이크를 조사했으나 완벽하게 정상이었다. 가속 장치를 누른 게 아닌가 의심했지만 모두 브레이크를 눌렀다고 한다. 이런 사고가 빈번해지자 '아우디 희생자 네트워크'가 조직되고 이 네트워크는 변호사를 고용하여 대중에게 알리기 시작한다.

대부분 사고는 운전중 또는 주차장에서 발생한다. 사고 후 모든 브레이크는 정상적으로 작동된다. 많은 사고 사례가 접수되지만 증명할 수가 없다. 다시 사고가 발생한다. 오토바이를 뒤따르던 차가 오토바이를 치자 오토바이 운전사는 차 운전사를 제소하고 차 운전사는 급발진에 의한 것이라고 주장한다. 목격자는 브레이크등이 켜진 것을 보지 못하였다고 진술한다. 사고 후 차의 브레이크는 정상이다. 법정에서 다른 증인이 비디오테이프로 재연하여 내연 기관의 스로틀 밸브를 조작하는 레버등이 브레이크가 고장난 순간 작동하지 않아 급발진 시 브레이크를 눌러도 브레이크등이 오지 않을 수 있다고 증명한다. 법원은 자동차 회사가 변호사비와 증인에 대한 비용을 ·지불하라고 판결한다.

정부에서는 연구가 시작된다. 어떤 연구에서도 차의 결함을 발견하지 못한다. 단지 급발진의 원인을 브레이크를 밟지 않고 가속 장치를 밟았기 때문이라고 생각한다. 차에 처음 타고 후진 시 더 사고가 생긴 것을 볼 때 브레이크와 가속 장치를 혼돈하기 쉽기 때문이라고 설명한다. 1988년 캐나다에서도 급발진은 모두 운전자 과실이라고 발표한다. 1989년 일본도 급발진 시 차의 결함을 발견하지 못하였다고 보고한다. 급발진의 원인은 운전자가 브레이크 대신 가속 장치를 밟았기 때문이라고 생각한다.

그 후 변호사는 브레이크와 가속 장치 페달이 너무 가까이 있어 브레이크를 밟으려다가 가속 장치를 밟아 사고가 발생하였다고 소송을 제기하여 승리한다. 그런데 문제는 페달의 위치는 주관적이라는 것이다. 가장 이상적인 페달의 위치도 모르는데, 아우디 페달이 더 잘못된 것이라는 증거가 없다. 그리고 페달을 멀리 변경하면, 가속 장치에서 브레이크로 바꾸는 시간이 더 걸려 사고가 날 위험성이 클 수도 있다. 아우디는 몇 개의 소송에서 패배하여 몇 백 달러를 지불하였고 1985년 73,000대에서 1988년 23,000대로 판매가 감소한다. 50,000대의 다른 차 구입자는 더 불완전한 차를 구입하였을 가능성이 있다.

실리콘 유방 이식술과 결체조직 질환

제2차 세계대전 후 일본 매춘부들이 서양인의 기호에 맞추어 유방을 크게 하기 위하여 파라핀이나 실리콘을 주입하여 여러 후유증이 있었다는 보고가 있다. 유방 이식술은 60년대 초 소개되었다. 1976년 미 식품의약청의 기능이 의료기구 영역으로까지 확대되면서, 유방 이식술도 판매 전 안전성 검사가 이루어지게 되었다. 1982년 오스트레일리아에서 실리콘 유방 이식술을 한 3명에게서 결체조직 질환의 발생이 보고된다. 같은 해 샌프란시스코에서 실리콘 유방이식술이 전신 질환을 야기하였다고 소송이 제기된다. 1990년 『CBS』 텔레비전 쇼에서 실리콘 유방 이식술이 결체조직 질환이 발생하는 것같이 진행되고 식품의약청이 판매를 허용하였다고 비난한다. 1991년 식품의약청은 제조회사에 90일 내에 안전성을 증명하라고 한다. 샌프란시스코에서는 부작용이 발생한 여인에게 7백34만 달러를 보상하라고 판결한다. 식품의약청은 사용 금지 조치를 내린다. 그 결과 여성들은 놀라고, 가지가지 증상의 호소자가 발생하고, 소송이 줄을 잇고, 변호사는 호경기를 맞게 된다. 1994년 집단 소송에서 40억2천5백만 달러로 결말이 난다. 제조회사인 다우코닝은 파산을 선언한다. 그러나 여러 조사에서 실리콘과 결체조직 질환은 무관하다고 결론이 내려진다.

1998년에는 130,000명의 여자가 식염수 유방 삽입물 성형을 한다. 2000년대에 접어들어 18세 이상 여자들의 생일 선물로 식염수를 이용한 유방 이식술이 유행하고 있다. 이것 역시 동통이 심하고 감염을 유발하며 경화를 일으킨다. 아직 심각한 건강 장애와 연관된 것 같지는 않다. 식품의약청이 최근에 승인을 하였다.

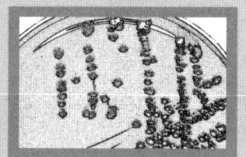

9
기타

완전한 독 | 식품에 의한 중독 | 의료 정보 누설죄 | 형광등 커버에 의한 건강 장애 | 독성오일증후군 | 억울한 죽음 | 인체 실험 | 사카린과 방광암 | 한방과 침술 | 인삼 | 에어백 | 아플라톡신

완전한 독

　밀톤 헬펀은 독살에 관한 책을 저술하였다. 헬펀의 책에는 자살이나 타살을 위하여 음식이나 식수에 독을 넣는다는 내용이 나온다. 그러나 다른 방법을 사용한 사람들이 있다. 15세기에 의사가 왕의 시녀인 자기 딸의 입술에 독을 발라 키스할 때 왕을 죽이려고 한 적이 있다. 치과의사는 장인의 충치에 아코니틴 Aconitine이란 독을 넣어 살해한다. 위에서 용해하지 않은 치과용 왁스가 발견되어 발각된다.

　200년 전에 5명의 부인을 죽인 사람이 있었다. 비소를 종이에 싸서 귀두에 놓고 성 관계를 하여 질에서 흡수시키거나, 손가락에 독을 묻혀 질 속에 넣기도 하고 두 가지를 병용하기도 하였다. 어떤 사람은 흥분제인 칸타리드 Cantharides를 바르고 87회의 성 관계를 하여 부인을 죽였다. 흥분제를 아이스크림 속에 넣어 죽게 하기도 하였다. 비소는 독살하기에 좋은 독인데 머리카락과 몸에 그 성분이 남는다. 나폴레옹의 시신은 잘 보관되었는데, 머리카락에서 10.3 ppm 정상 0.8 ppm의 비소가 검출되어 죽음에 관한 의혹이 있다.

　완전한 독이 되려면 맛이 없고, 냄새가 없고, 독성이 있고 치료제가 없어야 한다. 또한 지연되어 독이 발현되어야 한다. 자연 질환과 비슷하고 쉽게 주입이 되어야 하며 법의학자가 알 수 없어야 한다. 이런 완전한 독이 있을까?

식품에 의한 중독

　연 중독이 발생하여 조사해 보니 포도주가 원인이었다. 포도주를 욕실에서 만들었는데 욕실의 안료에 연이 포함되어 있었다. 포도주 발효 과정에서 연이 포함되었겠지.

제련소 근처에 사는 아이들에게서 연 중독이 발생한 사례도 있었다.

맥주의 안정성을 위하여 추가되는 코발트에 의한 중독 사례가 발생한 경우도 있다. 심장 질환이 집단적으로 발생하였다.

불화물 흡입 펌프의 고장으로 발생한 염화나트륨 불화물 sodium fluoride 중독 사례도 있다. 1959년 모로코에서 2,000예의 마비 환자가 발생하였는데 그 원인은 올리브 오일에 포함된 크레졸 인산염에서 기인한 것이었다.

미원 대신 질산나트륨 sodium nitrite이 잘못 포장되어 질병이 발생한 사례도 있다.

의료 정보 누설죄

당사자가 모르게 다른 사람이 의무 기록을 열람하면 의료 정보를 누설하지 않았다 하더라도 소송을 제기하면 배상을 해야 한다. 국가적으로 중요한 조사는 개인의 동의와 무관하게 열람이 된 판례가 있지만 개인의 의료정보는 철저히 지켜야 한다. 정부기관에서 중요한 자료를 보고 싶으나, 본인의 동의가 없으면 법정 소송 후 허가가 있어야 열람이 가능하다. 미국 산업안전보건연구원 NIOSH은 듀폰사에서 근무하는 근로자의 의무 기록을 열람하고자 하였으나, 631명의 근로자가 이를 거절하여 회사도 보여 줄 수 없었다. 산업안전보건연구원은 법정 소송을 제기한다. 법원은 공공을 위한 연구를 위해서는 의무 기록의 열람이 가능하지만, 개인의 기밀은 철저히 지켜야 한다고 판정한다.

그런 면에서 우리나라는 연구하기가 좋다. 법으로는 기밀 누설을 하면 안 된다고 하고 있는데 어느 정도 열람하고 있으니. 우리나라에서 의사가 의무 기록을 허가 없이 열람하였다고 소송을 하면 어떻게 될까? 점점 의무 기록을 열람하기 어려워진다. 이런 면도 미국을 따라간다.

형광등 커버에 의한 건강 장애

질병의 원인을 밝히는데 직관이 통계보다 의미가 있을 수 있다. 가정방문간호협회 Visiting Nurse Association의 한 근무자가 두통과 눈의 자극, 인후염, 비강 울혈, 오심, 어지럼증 등을 호소한다. 근무한 지 2-3개월이 지난 16명 중 15명이 이러한 증상을 보인다. 실내의 유해 물질을 조사하였으나 그 원인을 찾지 못하여 계속 현장을 방문한다. 원인을 밝히기 위하여 현장을 방문하는 것이 가장 중요하다.

지속적으로 조사를 벌이다 실내 형광등에 의심이 가서 형광등 커버를 제거한다. 제거한 형광등 커버에서 녹은 아스팔트를 발견했다. 그런데 형광등 커버를 제거한 사람도 위의 증상들이 생겼다. 10년 이상의 오랜 과열로 형광등 커버 내 아스팔트가 녹았다고 추정한다. 같은 빌딩의 다른 형광등도 마찬가지인 경우가 많았다. 빌딩 주인은 모든 형광등을 바꾸었다. 2주 후 방문하니 대부분 증상이 호전되었거나 없어졌다.

아스팔트가 녹을 때 공기 중의 어떤 성분이 부유하면서 이런 증상이 발생하였다고 추론한다. 그러나 성분은 확인하지 못한다. 직업적으로 아스팔트의 노출에 의한 건강 장애에 대한 연구가 1편 보고된 적은 있으나 직접적인 원인은 다른 건강 장애였다고 한다.

『역학과 공중보건의 철학』이라는 책의 저자인 의사 타브리스는 1975년 의대를 졸업하고 1979년 보건학 석사를 받은 후 미국 주 정부와 지방 정부에서 역학자로서 12년간 근무하였다. 현재 예방의학 조교수로 근무하고 있는데 현장 경험이 많아서 현장 방문의 중요성을 강조하고 통계 결과보다 직관의 중요성을 강조하는 사람이다. 내 경험에 비추어 의미가 있다고 생각하여 소개했다. 많은 질병의 원인은 직관에서 밝혀진 경우가 많다. 원인을 직관으로 추론하고 조사를 하면 더욱 정확한 조사가 된다. 우리는 현장 방문 없이 통계에서 원인을 밝히려고 한다. 그러면 원인을 밝히기가 어렵다.

독성오일증후군
Toxic Oil Syndrome

스페인에서 1981년 5월 1일 8세 소년이 급성호흡부전으로 사망한다. 5월과 6월 10,000여 명이 입원하고 80명이 사망한다. 수도 마드리드에서 시작하여 14개 주에서 이런 질병이 발생한다. 여러 가지 질병의 원인이 제기된다. 5월 21일 미코플라스마 감염이 원인일 것이라는 가능성이 제기된다. 설문조사에 의해 음식과 관련이 있는 독성 물질이며, 그 물질이 오일 Clandestine oil이라고 추론하여 6월 10일부터 오일 사용을 금지한다. 익힌 오일보다 익히지 않은 오일이 더 위험하다. 떠돌이 상인이 판 값싼 올리브오일을 요리할 때 사용해서 질병이 유행하였다고 추정한다.

병원에 입원한 환자를 보고 다음과 같이 추론한다.

1. 새로운 질환이다. 발진의 형태가 독성-알레르기 형태와 비슷하다.

2. 1월 6일부터 3월 7일까지 지속된 졸음, 불면, 과민성, 눈부심,

결막염 및 얼굴 홍조가 위의 견해를 뒷받침한다.

3. 심한 폐부종을 보이는 흉부 사진은 비정형폐렴 atypical pneumonia 이 아니다.

4. 다른 증상도 비정형폐렴이 아니다.

5. 호산구증가증도 설명이 되지 않는다.

6. 이 질환은 원인을 모르는 독성-알레르기 질환이다. 과거 모로코 지역에서 수천 명이 마비 증세를 보였는데 올리브오일에 오염된 크레질 인산염 cresyl phosphates 일 가능성이 높았다.

억울한 죽음

우리나라에는 억울한 죽음이 참으로 많다. 7년 전 부산 어느 감호소에서 사람을 끌어다 일을 시키고 구타를 하거나, 병들어 죽으면 파묻었다는 기사를 읽은 적이 있다. 사람 수대로 정부의 보조가 나오니 우리가 길거리에 거지가 없다고 좋아할 때, 이들은 이렇게 끌려와 살았을 것이다. 미국도 길거리에 거지가 많다. 우리와의 차이점은 미국 거지는 영어를 잘한다. 거지도 거지 신고를 해야 거지 직업을 유지할 수 있다고 들었다. 확인은 못 했지만 부산 감호소 이야기에 나도 가슴이 뜨끔했다. 나도 보건소장을 할 때 그런 감호소 같은 데서 사람이 죽었다고 온 적이 있었는데, 한 번도 사망을 확인하기 위하여 간 적이 없었다. 결핵약을 먹던 사람이면, 결핵이 사망 원인이라고 작성해 주었다. 결핵약을 먹지 않으면 난감하였는데 대개 결핵약을 복용하고 있었다. 그때는 무심코 그 일을 했었고 진료를 할 때 그곳을 방문한 적이 있었다. 사람을 구타한 흔적이 보이더군. 그래서 물었지. 구타를 하지 않고는 이들을 다룰 수 없다고 했다. 그런가 보다 하였지. 부산 감호소 살인 행위가 보도되었을 때 대개 짐작이 갔다. 모두들 모르고 그랬겠지. 그들을 다루기 위하여 죄의식 없이 구타를 하고, 재수 없이 사망을 하면 보건소나 공공기관의 의사가 결핵 때문이라고 진단서를 작성해 주었을 것이다. 전국적으로 확대 조사하면 안 될 것은 당연하고. 내 생각대로 그곳만 요란하게 기사화되다가 잠잠해졌다. 이것은 억울한 죽음인가? 당연한가?

의사는 자기의 의지와 관계없이 살인 행위를 거들었거나 진단서를 작성하여 살인을 방관하였다. 내가 보건소에 간 것은 그들을 도우려는 것이었는데, 살인 행위만 간접적으로 도운 꼴이 되었다. 괜히 보건소에 갔지. 남들 보고 지역 사회를 위해 일하는 의사가 되라고 남의 등만 밀고 내가 가는 것이 아닌데. 그래서 그 많은 교수가 학생들 보고는 그럴듯하게 이야기하지만 자기는 지역 사회에 가지 않는구나! 당연하지. 지역 사회에 가면 교수가 될 수 없지. 아! 그래, 열심히 일하는 의사는 우리 눈에 띄지 않고 자기 할 일을 하고 있겠지. 그런 의사가 늘어나고, 그러면 우리나라가 비전이 보이나.

비슷한 경험이 또 있었다. 한 번은 춘성군 북변 오지에서 죽은 사람이 발견되었다. 가서 보니 산속에 사람이 죽었는데 오래된 것 같았다. 개미가 있고 얼굴은 부패하여 반이 없었다. 나는 사체 검안서에 미상이라고만 적었다. 경찰서에서 시비를 걸었다. 나는 어떻게 사망 원인을 적을 수 있느냐고 따졌지. 나도 타살같이 보이지는 않았다. 그리고 세월이 흘렀다. 나중에 알았다. 내 사체 진단서는 쓰레기통에 들어가고 지역 내 산부인과 의사가 작성한 진단서에 의하여 바로 화장이 되고 처리되었다고 하는 이야기를. 기가 막히더군. 그래서 그 산부인과를 알아보니 전문의 자격증도 없이 인공유산을 많이 시키고 있었다. 지금은 이렇게 생각한다. 미상보다 자살이나 병사일 가능성이 더 높다고 써야 한다고. 잘 판단이 안 돼. 아니 다시 그런 일이 나에게 생기지 않기를 바라지만, 생기면 현실과 타협할 것 같다. 아니 현실적으로 판단할 것 같다.

나도 억울한 죽음을 줄이는 의사가 되겠다고 생각하였다. 그런데 그것이 힘들다. 내가 생각하는 바가 있어도 그 분야의 전문가가 아니라는 생각에 침묵만 지킨다. 그러면서도 죽음에 관한 내용이 나오면 관심을 가지게 된다. 지금 의학도들은 나보다 나은 의사가 되기를 바란다. 그래서 억울한 죽음을 하나라도 줄이는 의사가 되기를.

인체 실험

제2차 세계대전 이후 인간을 대상으로 한 임상 실험에 대하여 많은 논란이 있었다. 미국에서는 중앙정보부, 국방부 DOD와 여러 연방정부 기관에 의하여 많은 임상 실험이 이루어지고 있다.

1949년 런던에서 개최된 세계의학협회는 의학 윤리의 국제적 규범을 제정한다. 1954년에는 '연구와 실험을 위한 원칙'을 밝힌다. 1964년 세계의학협회는 환자 개인을 대상으로 한 실험을 포기한다. 뉘른베르크 규범, 1964년 헬싱키 선언, 1966년 11월 미국의학협회에 의한 '임상 실험을 위한 지침' 등은 임상 실험에 대한 반성과 적절한 임상 실험을 위한 윤리적 지침들이다.

1975년 6월 중앙정보부에서는 육군에 근무하는 고용인에게 설명 없이 환각제 LSD를 주고 20분이 지나 대화를 하였다. 그는 정신과 병원에 입원하였으나 며칠 후 창문에서 뛰어내려 자살했다. 미 국민들은 자국인들이 설명도 듣지 못한 채 실험 대상이 되어 사망한 사건에 분노한다. 대통령이 사과하고 소송이 이루어진 후 200만 달러를 지불하고 처리된다.

핵에너지위원회는 1940-60년대에 어린이까지 동원하여 플루토늄을 주사하며 연구하였다. 중앙정보부는 환각제를 이용하여 인간의 마음을 조절하는 방법에 대한 연구를 실시하였다.

　이들은 여러 가지 인체 실험을 실시하여 윤리적으로 많은 비난을 받았다. 그 결과가 현재 소송이 되고 있는 경우도 있다. 우리의 경우 어떤 면에서 사람에 크게 해가 없다면, 동의 없이도 연구가 가능한데. 동의 없는 연구는 점점 불가능해질 것이다.

사카린과 방광암

　사카린은 1879년 존스홉킨스대학의 한 학생이 콜타르에서 추출하여 처음 만들었다. 사카린은 설탕보다 300배 단맛을 낸다. 1901년 사카린을 생산하기 위하여 세인트루이스에 몬산토 화학공장이 설립된다. 1957년 동물 실험에서 사카린이 암을 유발하는 것이 밝혀진다. 1977년 캐나다에서 많은 용량의 사카린이 실험 쥐를 대상으로 한 연구에서 암을 유발한다고 증명된 후 미국과 캐나다는 사카린의 사용을 제한한다. 그러나 미국은 생산자와 소비자가 사카린 사용을 원해 사카린이 동물 실험에서 암을 유발했다고 표기하는 조건으로 사용을 허용한다. 20년 동안 음식업자들은 이 표기마저 삭제하려고 애를 쓴다. 사카린이 동물 실험에서 방광암을 유발하지만 이는 많은 양을 먹었을 때의 생리적 변화이지 사람과 무관하다는 주장이었다. 사카린은 1981년 암을 유발하는 169개의 물질 항목에 첨가된다. 또한 1981년 새로운 감미료인 아스파테임 Aspartame이 개발되어 사카린 사용은 급격히 감소한다. 많은 역학적 연구를 통해 2000년, 사카린은 인체 발암물질에서 제외된다.

발암 물질서 사카린 제외

『한겨레』 2000. 5. 17

미국 국립환경보건과학연구소(NIEHS)는 15일 '의심스러운' 발암 물질 목록에서 사카린을 제외하는 한편, 간접흡연과 알코올 등 14가지 물질을 알려진 발암 물질 목록에 포함시켰다. 매년 두 차례 발암 물질에 관해 보고하는 이 연구소는 이날 발표한 최신 보고서에서 사카린이 생쥐의 신체 내에서 종양을 유발한다는 실험 결과가 인체에는 적용되지 않는 것으로 판명됨에 따라 이를 잠재적인 발암 물질 목록에서 제외한다고 밝혔다. 반면 간접흡연과 씹는 담배를 포함한 연기 없는 담배, 알코올 음료와 햇볕, 피부병 치료 및 미용용 태양등, 실리카 먼지, 합성고무 제조용 부타디엔, 배터리 제조용 카드뮴, 산화 에틸렌, 유방암 치료제 타목시펜 등 14가지를 상향 조정해 알려진 발암 물질 목록에 포함 또는 추가시켰다.

한방과 침술

많은 약은 식물에서 유래되었다. 아스피린은 버드나무 껍질, 디곡신 Digoxin은 디기탈리스, 키니네 Quinine는 기나피 Cinchona bark, 몰핀은 양귀비 등에서 추출하였다. 한약은 추출하지 않은 식물 전부를 혼합하여 서양과는 다른 진단을 하여 사용한다. 생강은 구역 및 구토의 치료에 좋다. 가장 좋은 한약은 우울증에 사용하는 세인트존스 맥아즙 St John's wort으로 아미트립틸린 Amitriptyline과 효과는 비슷하지만 부작용은 훨씬 적다. 한약도 부작용이 많을 수 있다. 유명한 사례가 많은 부인이 한약을 먹고 급성 진행성신간질섬유화증을 일으킨 사건이다.

1970년대 닉슨이 중국을 방문한 후 미국에서도 침술이 인기를 얻기 시작했다. 그래서 이에 대한 연구가 활발히 이루어지고 있다.

국립보건원의 침술개발위원회에서는 1970년 1월부터 1997년 10월까지 침술에 대한 2,302개의 연구를 검토한다. 침술의 효과에 대한 연구는 조사 방법, 표본수 및 대조군을 정하기 어렵다는 것이다. 침술은 수술 후나 화학요법 후의 구역 및 구토, 수술 후의 치통에 효과가 있다. 중독, 중풍 재활, 두통, 월경 후 동통, 테니스 엘보우, 섬유성근육통, 안면통, 퇴행성 관절염, 요통, 손목굴증후군, 천식등은 보조 치료나 대체요법 및 종합적인 관리에 포함하여 효과가 있을 수 있다. 미국에서 침술은 약물과 알코올 중독자 재활에 많이 이용되고 있다. 금연, 이명, 비만에는 효과가 없다고 한다. 미국에서 침술에 관한 연구는 철저한 실험을 통해서 이루어진다.

부작용은 침의 분실, 일시적 저혈압, 열 손상, 통증을 동반하거나 없는 반상출혈, 권태감, 경미한 출혈, 불편감, 접촉성피부염, 주사 부위의 통증, 침상에서 떨어지는 것 등이다. 서양 약물보다 부작용이 적다. 일회용 침을 사용하면 안전하다. 혈액응고 장애 시 출혈을 주의하며 깊게 침을 찌르지 말라고 되어 있다.

침술에 대하여 미국 자료를 보며 기술하다니, 약간 기가 막혀. 한의학에 관한 지식이 미국에서 역수입되는 날이 올 줄은 알았지만 이미 온 것은 몰랐지.

한 건강 강좌가 있다고 하여 참석하였는데 조그마한 건물에서 의사가 다양한 방식으로 통합 치료를 하고 있었다. 통합의료협회 Integrative Medical Associates라고 한다. 침술과 동종요법 Homeopathy, 성숙한 인간관계 치료 Imago Relationship Therapy, 정신치료, 카이로프락틱 Chiropractic Care 등을 시행한다. 성 연구소도 있다.

아주 작은 규모로 동서양 의학을 동시에 시행한다고 할까. 주로 동양의학적인 치료 방법을 사용하고 있었다. 이들은 재단을 만들어 교육하면서 환자를 확보해 나간다. 그런데 이런 일이 서양의학을 전공한 사람에 의하여 이루어지고 있다고 한다. 동양의학의 치료 효과에 대한 연구가 광범위하게 진행되고 있다고 들은적이 있다.

동국대의대 일산병원에 동서양 의학을 통합한 치료를 실시할 계획이 있다고 들은 것 같은데, 좋은 아이디어인 것 같다. 명상, 요가, 단전호흡 등도 좋은 치료 효과를 줄 것 같다. 동양의학도 서양의학의 기술을 많이 이용하는데 우리도 한방의 기술 및 재래적 치료기술을 이용하면서 이를 체계적이고 과학적으로 만들어 가는 것이 좋을 것이다.

인삼

미국에서 소비자의 건강을 위하여 건강과 관련된 상품의 객관적 검사를 실시하는 기관이 있다. 웹 주소는 www.consumerlab.com이다. 여기에 인삼에 대한 검사 결과가 나와 있다. 인삼에 인삼 성분 함유량은 감소하고 독성 성분인 농약이 증가하였다고 보고한다. 22개의 인삼을 조사하였더니 9개만이 기준치에 적합하고 13개는 기준 미달이다. 인삼을 질, 중금속 함유량인, 석면 및 카드뮴, 살충제 함유량 헥사클로로벤젠, 킨토젠, 린덴 등을 검사하였다. 1999년 미국과 캐나다에서 인삼의 효능에 대한 조사 결과 유의한 효능이 없었다. 고려인삼을 포함한다고 표기한 12개 중에서 8개가 농약으로 오염되었으며, 헥사클로로벤젠 hexachlorobenzene과 킨토젠 quintozene이 기준의 20배를 초과하였다.

아! 앞으로 고려 인삼이 팔리지 않으면 어떡하지. 그것보다 우리나라도 계속하여 식품 중 농약과 중금속 함량을 조사하여 이런 경우 반박할 수 있다면 좋을텐데. 식품 중 농약 함량은 국가간 무역 전쟁의 원인이 될 지 모른다. 자국의 농산물에 농약이 허용 기준치 이상이 있다고 하면 그렇게 말한 나라의 식품을 검사하여 거기에 농약이 있다고 하는 식으로. 그러면 국가끼리 적당히 처리할까. 어느 국가도 완벽한 식품만을 수출할 수는 없으나 점점 완벽한 식품 수출을 요구하겠지. 자기 나라의 식품이 완벽하다고 생각하는 사람이 있다면 다른 나라에도 완벽을 요구하겠지. 그게 무역 경쟁에서 이기는 길이니까.

나는 인삼의 효능을 믿고 그 효능을 경험한 적도 있다. 인삼의 효능은 땅의 모든 성분을 흡수한 결과일지 모른다. 그래서 한 번 인삼을 경작하면 더 이상 재배하기 어렵다. 그러면, 땅이 오염되어 그 성분을 전부 흡수한다면 인체에 해로울 수도 있을까?

아플라톡신
Aflatoxins

발암 물질이 무엇인지 우리는 고민할 필요가 없다. 세계보건기구와 미국에서 자주 발암 물질을 정하여 발표하니까 그냥 따라 가기만 하면 된다. 그래도 발암 물질을 파악하여 국민이 사용하지 않도록 하고, 발암 물질 사용자에 대하여 역학조사를 실시하는 것이 바람직할 것이다. 발암 물질 목록은 세계보건기구에서 발표한다.

미국에서는 환경보건과학연구소 NIH에서 A=알려진 발암 물질, B=발암 물질로 의심되는 요인들을 발표하고 있다. 이러한 자료를 근거로 하여 환경성 암과 직업성 암을 정할 수 있다.

아플라톡신도 대표적 발암 물질이다. 우리나라는 콩으로 메주를 만드는 과정에서 많은 아플라톡신이 생성된다. 그런데 간장을 만들면 그 과정중에 아플라톡신이 완전히 사라진다고 한다. 마지막까지 있을지도 모르는 아플라톡신을 제거하기 위하여 숯을 사용한다고 한다. 텔레비전에서 본 적이 있다.

우리 조상은 참으로 슬기로웠지. 어떻게 아플라톡신을 제거할 생각을 하였을까. 10여 년 전 일본 된장이 암의 원인이 된다고 발표하였다가 며칠 후 메주는 암을 예방하는 효과가 있다고 발표하는 것을 기사로 보았다.

우리나라는 간암이 많다. B형간염, C형간염, 아플라톡신, 간디스토마. 술의 소비도 많다. 이렇게 유해 요인이 집중되어 있는 우리나라에서 간암의 원인을 조사하여야 하지 않을까? 여러분은 관심을 가지고 위의 유해 요인이 간암 발생에 어떻게 작용하는지 연구할 필요가 있을 것이다. 간암은 우리나라에 많은 암이고 유해 요인도 많으니까.

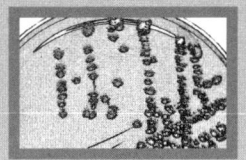

10
건강 장애 인지

건강 인지 과정 국민 _ 언론 _ 법률 _ 의료계 _ 정부 | 진실 추구의 걸림돌
과학성 _ 완벽성 _ 객관성 _ 복잡성

건강 인지 과정

미국에서 건강 인지 과정은 국민, 언론, 정부기관, 법정, 의료계가 모두 사실을 밝히기 위하여 부단한 노력을 하기 때문에 가능하다.

국민

개인이 질병이 발생하면, 자신의 증상을 적극적으로 표현하고, 그 원인이 무엇인지를 열심히 생각한다. 자기 나름대로 원인을 생각하고 그 원인이 제3자에게 있다고 생각하면 소송을 제기한다. 그 과정에서 언론에 알려지면 같은 증상을 가진 사람이 집단을 조직하여 집단 소송을 하고 변호사 및 동조자 등이 적극적으로 개입한다. 또한 개인의 질병이 특별하거나 교육적이라고 생각하면 이를 전기 형식의 책으로 발간한다.

1. 벅슨 Jacob B. Berkson 지음, 『카나리아 이야기 A Canary's Tale』

은퇴한 변호사가 자기 집에 흰개미가 있는 것을 발견하고 소독을 맡긴다. 소독 후 자기 몸에 이상이 생기는데 그 원인을 흰개미 소독약 때문이라고 생각한다. 살충제 더스반과 다른 살충제를 사용한 것을 알고 여기 저기 정확한 진단을 받기 위하여 노력한다. 다중화학민감증 Multiple Chemical Sensitivity, MCS 이라는 진단을 받고 지식을 얻어 가면서 치료를 해 나가는 과정이 1988-96년까지 일기 형식으로 적혀 있다. 더스반은 안전하다고 하였으나 2000년 어린이의 건강에 위협이 될 수 있다고 하여 사용이 금지된다.

2. 머레이 Polly Murray 지음, 『넓어지는 병변-라임병의 선구자, 자신의 경험을 말하다 The Widening Circle - A lyme disease pioneer tells her story』

미술가인 저자가 이상한 질환에 걸려 자신과 가족이 10여 년 고생하다가 원인 조사를 의뢰하여 라임병이 밝혀지는 과정이 기록되어 있다.

3. 깁스 Lois Marie Gibbs 지음, 『러브커낼 —이야기는 계속된다 Love Canal - The story continues』

러브커낼 지역 주민 중에서 활동가로 활약한 사람이 역시 책을 썼다. 정부가 러브커낼 사건을 축소하려는 경향이 있다고 반박한다. 정부는 지역 주민의 이주를 원치 않았다. 경비 지출이 많고 다른 지역에서도 같은 사건이 일어날 가능성과 과학적 연구의 부족 등을 이유로 내세웠다. 그러나 저자는 대통령 선거에서 표를 의식하여 이주 대책을 수립할 수밖에 없었다고 주장한다. 이러한 이유로 1988년 9월 러브커낼 지역주민회는 이 지역을 거주 가능 지역으로 선포하였다. 이에 저자는 현재 러브커낼의 북쪽에 200세대가 살고 있고 오염된 지역에서 놀 수도 있는데 이렇게 거주를 허가하면 어떻게 하느냐고 반박하고 있다.

언론

언론은 사건을 대중에게 알리고 같은 문제점을 가진 사람을 조직하는데 결정적 역할을 하는 경우가 많다. 특히 매스컴이 미치는 영향은 막강하다. 언론도 객관적이기 위하여 노력하고, 필요 시 장기간 심층적으로 취재한다.

역학조사 및 법정 판결 내용이 여러 칼럼이나 책에 흥미있게 소개되어 있다.

법정

변호사는 돈을 벌기 위해서라도 제3자가 관련된 손해 보상에 적극적으로 개입한다. 자기들끼리 감시 체계를 가동하면서 전국적인 모임으로 조직해 간다. 변호사들은 현재 핸드폰과 뇌암의 관계에 대해 신고를 받고 줄기차게 소송을 제기하고 있다. 역학적인 지식을 법정 판결에 이용하기 위하여 법관용 역학 교과서가 있다.

국민도 법을 지키기 위하여 노력한다. 그 예로 친자 소송에서 본인은 친자임을 부정하지만 법정이 친자로 판정하면 이를 지킨다. 즉, 친자라고 생각하고 자신의 본분을 다하며 설령 나중에 유전자 검사로 친자가 아니라는 사실이 밝혀져도 자신의 의무를 다하는 경우가 있다.

의료계

의사도 정확히 환자를 진단하기 위하여 노력한다. 자신이 알고 있는 지식과 약간이라도 차이가 있으면 그러한 사실을 발표하기 위하여 노력한다. 아울러 그 원인을 알기 위하여, 또 환자의 말을 있는 그대로 신뢰하기 위하여 노력한다.

정부

정부도 국민의 문제를 해결하기 위하여 적극적으로 노력한다. 공무원은 사건이 터지면 자기가 일할 수 있는 기회라고 생각하고 예산 등을 확보하기 위하여 노력한다. 즉, 돈 많은 기업보다 국민의 편을 드는 것이 유리하다고 판단하는 것 같다.

진실 추구의 걸림돌

우리나라에서 새로운 사실이 발견되기 어려운 이유는 국민, 언론인, 법관, 의료인 및 공무원 모두가 진실을 밝히기 위한 노력을 등한시하기 때문이라고 생각한다. 국민은 자신의 질병의 원인을 팔자로 돌리고, 언론은 전문성도 없이 흥미롭게 내용을 바꿔 보도하고 그리고 시간이 지나면 잠잠해져 유야무야된다. 전문성도 없지만 끝까지 파고들지도 않는다. 정부는 아무 일이 안 생겨야 잘한다고 생각하고 무조건 문제가 없다고 주장하는 경향이 있다. 마지막까지 오리발을 내밀고, 외부에서 많은 노력을 기울여 사실이 밝혀지더라도 손해는 보지 않는다. 여러 가지로 자신의 책임이 아니라고 빠져나갈 구멍을 다 준비하고 있다.

학자는 왜 그럴까? 나는 몇 가지 사고가 진실 추구를 가로막고 있는 이유라고 생각한 적이 있다.

과학성

우리는 모든 일이 과학적이어야 한다고 생각한다. 서양은 경험 속에서 과학이 발전해 왔는데 우리는 서양의 것을 중심으로 배워 우리나라 사람들의 경험을 비과학적이라며 연구도 하지 않고 비난하는 경향이 있다. 과학적인 사건은 세계 처음일 수 없다. 세계 처음있는 사건은 비과학적인데, 비과학적이라고 연구를 하지 않으면 세계 처음을 연구할 수 없다고 생각한다.

전에 미국 신문에서 비타민C를 많이 먹는 것이 이득이 없다고 발표하더군. 우리나라에서도 비타민C를 많이 먹는 것이 좋다고 하는 것을 보았다. 노화의 원인이 산소 라디칼이므로 항산소 효소인 비타민C를 많이 복용하면 몸에 좋다더군. 이것을 우리나라 사람이 주장한 줄 알았다. 그러나 그것 역시 미국에서 주장했다. 우리 국민은 말하면 믿지 않으니까 우리 학자들이 외국의 경우를 주장하면서 이론까지 제시하였겠지. 서울대 해부학 교수는 이에 대하여 책까지 출판한 것으로 아는데, 우리 국민이 주장하면 무조건 비과학적이라고 하였겠지. 그러나 이 별것도 아닌 과제도 미국에서는 진지하게 연구되었고, 미국 국립과학원에서는 효과가 없다고 발표하였다. 연구하고 효과가 없다는 것과 무조건 주장하는 것과는 차이가 있다. 즉 모든 의문점은 반드시 조사할 만한 가치가 있다. 별 볼일 없다고 무시해서는 안 된다. 우리는 과학적 사고를 어디에 사용하고 있는가?

완벽성

학문이 완벽하여야 한다고 믿고 있다. 그러나 처음부터 완벽한 것은 없다. 조금씩 시간이 가면서 해결이 된다. 이러한 완벽성이 이중적으로 적용되기도 한다. 국민 보상과 관련된 내용을 완벽하게 연구하지 않고 발표하면 연구자를 매도하는 경향이 있다. 학자도 알아서 그런 연구는 하지도 않고 발표도 안 한다. 학자는 누구와 관련이 없다고 생각하여 적당히 해도 된다고 생각하면 무책임하게 발표하지만 매도를 당하기보다는 칭찬을 받기도 한다. 완벽하기는 어렵기 때문에 자신은 완벽하게 하지 않으면서 다른 사람 발표는 완벽하지 않다고 지적하기를 좋아한다.

객관성

모든 일은 객관적이어야 한다고 생각한다. 그러나 객관적으로는 진실을 발견하기 어렵다. 예를 들면 범인을 객관적으로 잡아야 한다면 잡기 어렵다. 용의자가 있을 때 우리는 그 용의자가 진범인지 아닌지를 유추할 수 있다. 그런데 객관적으로 조사한다고 용의자는 의심하지 않고 증언도 무시하고 하면 범인은 전부 달아날 것이다.

복잡성

우리는 단순한 것은 믿지 않으려고 한다. 자신이 모를 정도로 복잡한 지식이어야 믿는다. 진실은 단순한데 자기가 모르면 믿고, 알 것 같으면 믿지 않는 경향이 있는 것 같다.

우리는 과학적이고, 완벽하고, 객관적이어야 한다는 강박적 사고에서 한 발 벗어나, 말도 안 되고 불안한 주장이며, 주관적인 주장만이 세계 처음 또는 한국 처음일 수 있다는 사고를 하여야 한다. 비과학적이라도 국민에게 얼마나 피해가 올 지 모른다고 생각하여 진지하게 사고하고 연구하여야 한다. 라듐, DDT의 유해성을 모르던 시절에 이러한 물질이 우수하다고 홍보하였다. 그러나 약간의 유해성이 있을지도 모른다고 생각하면서 연구하여 해독이 밝혀지게 된 것이다.

질병의 진단과 치료 기술을 개발하기 위하여, 치료 약제의 부작용을 파악하기 위하여, 질병의 감시체계를 위하여, 국민에게 발생하는 보건 문제를 해결하기 위하여, 또는 법적인 판결을 위하여 역학의 활용 범위는 무궁무진하다. 우리나라도 이러한 연구를 효과적으로 진행하기 위하여 이제부터라도 노력하여야 한다. 환자 집단을 전산화하여 추구 조사를 실시하여야 한다. 그러기 위해서 의사가 의무 기록을 철저히 작성하여야 한다. 병록지의 정확한 기록, 사망진단서의 정확한 기록 등은 역학 연구에서 필수적이므로 이러한 기록의 작성과 관리가 강조되어야 한다.

우리나라 의사도 임상 진단을 정확하게 하고자 노력한다. 물론 정확한 진단은 치료와 예후를 위한 기본이기 때문이다. 그러나 임상 진단을 하기 전 또는 한 이후 원인적 진단 및 발생 원인을 파악하기 위한 노력을 계속하여야 한다. 어떠한 질병도 원인 없이 발생하지 않는다. 질병의 원인은 의심하는 경우에 한하여 알 수 있다. 환자 한 명, 한 명을 대상으로 임상 진단 및 원인적 진단, 발생 원인을 밝히기 위한 노력이 되어야 한다. 또한 질병 발생과 각종 의료제품의 부작용을 감시하고 확률, 할당, 통제 임상 시험을 수행하기 위하여 노력하여야 한다.

의사가 국민의 건강 피해를 증명하는 것은 당연한 도리이다. 각종 건강 피해를 증언할 수 있는 학문적 기반을 구축하여야 한다. 우리나라 판사들도 의학과 역학에 대하여 공부를 하여 올바른 판결을 내리기 위해 노력하여야 하며, 우리 의사들도 법과 역학에 대하여 공부하여 상호 보완하여야 한다. 다양한 분야의 사람이 협력해 나갈 때 진실이 밝혀질 가능성이 있다. 우리 모두는 국민 건강에 위해가 되는 원인을 발견하기 위하여 상호 협력하여야 한다.

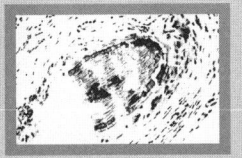

* 우리의 역할

정확한 진단서는 모든 연구의 기본이다. 그러므로 의사는 진단서를 정확하게 작성하여야 한다. 미국은 부검을 하므로 사망 진단서 작성도 정확하게 이루어질 수 있다. 우리나라는 사망 진단서가 정확하기 어렵다. 직접 사인을 대부분 심장마비나 호흡마비라고 적는다. 이는 잘못된 기술이다. 심장마비나 호흡마비 없이 죽는 사람은 없기 때문이다. 심장마비나 호흡마비로 적지 않기 위하여 노력한 적이 있다. 그러나 쉽지 않다. 부검을 하지 않아 기록할 내용이 없으므로 알면서도 호흡마비나 심장마비라고 적을 수밖에 없다.

의사는 진단을 정확히 하기 위하여 노력하여야 한다. 진단이 정확하게 되지 않으면 혈액을 보관한 후에 재검사를 해 보기도 하고, 그러나 더 중요한 부분은 진단을 정확히 하면서도 왜 이런 증상이나 질병이 이 사람에게 발생하였는지 관심을 가져야 하는 것이다.

의사는 진단서를 잘 적어야 한다는 말을 많이 듣는다. 진단서로 어떻게 남을 도울 수 있는지 모르지만 직업, 환경, 군 생활과 연관되면 그들이 보상을 받을 수 있도록 해 줄 수 있다. 진단서에 군 생활과 질병과의 관련성이 추정된다. 또한 그러한 정밀 검사가 필요하다고 적으면 된다.

의사 개인이 증명할 필요는 없다. 추정한다고 적으면 그에 관련된 다른 의사가 또 조사할 것이다. 그러므로 환경병 추정, 직업병 추정, 군인병 추정, 병원병 추정 등 마구 적을 수 있다. 하나도 적지 않는 것보다 마구 적는 것이 낫다. 그것도 못하니 참 답답하지. 나는 15년 전에 이미 알았지만 별로 행할 수 없었다. 여러분은 내 나이 때보다 더 어린 나이이니 더 잘 할 수 있겠지.

의사는 환자를 보면 정확하게 환자의 병력을 기록하고, 정확한 진단을 내리고, 병이 생긴 이유를 추정하고, 보상 가능성을 고려하여 보상을 받도록 주선해야 한다. 또한 질병이 생기면 국민은 정확하게 자신의 병력을 기술하고, 정확한 진단을 의사에게 듣고, 자신이 그 병이 생긴 이유를 추정하고(우리가 원인을 모르는 경우가 많아도 병은 원인 없이 생기지 않는다), 보상 가능성을 고려하여 보상을 받도록 노력해야 한다.

우리 의사들도 모르는 사이 의료보험 심사를 피하기 위하여 많은 거짓 진단이 올라간다. 그래서 의료보험공단 자료를 이용하여 조사를 하려면 진단을 다시 확인해야 한다. 암이라고 찾아가면 암이 아니라고 한다. 자세히 물어보면 암을 의심하여 검사를 많이 했다고 한다. 그래서 의료비 삭감이 두려워 암이라고 적어 보낸다. 특별한 문제가 있겠냐고? 연구야 내가 하는 것이 아니므로? 그런데 그게 아니다. 환자가 보상을 받는데 치명적으로 불리하게 작용할 수 있다.

4년 전 한 텔레비전 프로그램에서 어떤 사람이 생명보험에 가입했는데 위궤양으로 보상을 받으려 하니 안 된다는 거였다. 왜냐하면 보험에 가입하기 전 위궤양으로 치료를 받았기 때문이란다. 그 사람은 위염으로 치료를 받았는데. 이유야 뻔하지 않은가? 모든 진료 기록은 위염으로 되어 있지만 진료비 삭감을 예방하기 위하여 보험 청구는 위궤양으로 했겠지. 보상을 안 해 주더라나. 그 사람은 어떻게 되었을까? 위궤양, 이런 일도 있구나. 그 사람도 바보야. 이럴 때 병원을 상대로 소송을 하여야 하는데. 곧 우리에게 닥칠 현실이다. 이런 경우 앞으로는 병원이 소송 대상이 될 것이다. 우리는 우리의 치부를 드러내며 보상을 해 주어야 한다. 보험료 삭감이 무서워서라고 운운할 수 있을까? 직업병으로 판정하려는데 과거 보험 청구에 암으로 되어 있어 지병은 보상이 안 된다고 하면 당사자는 어떻게 될까? 미국은 이런 경우 병원이 바로 망하므로 불가능하다. 이렇게 우리도 모르는 사이에 국민은 의료의 잘못된 관행으로 피해를 보고 있다.

아니 우리가 더 피해를 보고 있는지 모른다. 우리가 불신받는 원인이 되기도 한다. 결론적으로 진단을 내리면 왜 그 환자에게 그런 질병이 발생하였는지를 생각하고 보상을 받을 수 있다면 보상을 받도록 하고, 발생 원인에 대한 연구가 필요하다면 연구를 수행하는 의사가 되기를 바란다. 그래서 이렇게 미국 이야기, 아니 한국 이야기를 쓰고 있는 거다.

그냥 일이 생기면 국가는 한 명의 전문가란 사람에게 조사시킨다. 그리고는 문제점이 없다고 하지. 전문가는 용역비가 탐이 나 불나비같이 날아온다. 자연의 이치로는 불나비는 죽는데 반해 우리나라는 살아난다. 역시 매운 고추 덕인가? 월남고추는 더 매워. 상상을 초월해. 그걸 전문적으로 연구한 적도 별로 없는데, 결국 전문적으로 유의한 결과를 발견하지 못하는 전문가인가?

우리나라에서는 어렵다. 조사해도 논문용이겠지. 적당히 발표하고 나면 아무도 신경 쓰지 않고, 조사 내용이 문제가 있다고 농민들이 들고 일어나면 잘못된 논문이라고 하겠지. 저자는 농민이 자기의 논문을 잘못 이해하였다고 할 것이고, 또한 국민도 가만히 있겠지.

그리고 우리나라에서는 쉬운 조사가 아니다. 조사가 끝나고 관련이 있다면 조사 결과를 신뢰할 것 같아? 연구란 완벽할 수 없지. 그러므로 하나하나 따지면 할 말이 없게 되지. 결국 연구가 잘못되어 유의하게 결과가 나왔다고 하겠지. 발표가 되지 않고 조용히 지나가면 논문으로 발표만 될 것이다. 관련이 없다고 하면 연구가 잘못되어도 따지지 않는다. 열심히 하면 따져서 틀리다고 하고 적당히 하면 따지지 않는다. 그러므로 연구를 적당히 하여야 한다. 열심히 하면 큰 코 다친다. 말도 안 된다고? 현실은 현실이다.

인간의 생명을 다루는 의학을 소홀히 하면 어떻게 될까? 그 피해는 국민에게 직결된다. 우리는 미국은 의료비가 비싸서 문제라고 배운다. 그러나 그것도 다른 면이 있다. 이러한 역설이 성립될 지 모르지만 잘 들어 봐. 그들은 의료비가 비싸서 국민이 피해를 보는 것 같지만 비싼 의료비로 인하여 의료산업이 발전하게 된다. 그로 인하여 의료산업의 발전은 과학의 발전과도 직결되고, 비싼 의료비는 그들이 발전하면서 사는 원동력이 되고 생명의 가치를 높이는 힘이 된다.

우리나라는 의료 수가는 낮은데 미국과 같은 수준의 진료를 원한다. 당연히 국민은 기대치와의 차이가 생기니 의료를 불신하게 되고, 의료비가 낮다는 것은 그만큼 생명의 가치가 낮다는 이야기나 마찬가지다. 의사도 살기 위해 몸부림친다. 제품 가격을 낮추려 하고, 제품회사는 제품의 질을 낮추며 살아가고. 비용이 적게 소모된다면 에탄올 대신 메탄올을, 마취가스 대신 독가스가 제공된다. 관장약은 공업용으로, 약품은 효과가 없는 약으로. 전체적인 의료상품의 부실화를 초래한다.

대학병원을 가진 재벌들은 자신은 외국의 병원을 이용하면서 자기가 이용하지 않는 한국의 병원을 최고의 병원이라고 자랑한다(?). 의학의 발전을 기할 수 없으니 과학의 발전 또한 기할 수 없다. 단지 외국 의사의 상륙을 막아 우리끼리 싸울 수밖에 없을까? 돈을 가진 자는 돈을 많이 내 대접을 받고, 적게 가진 자는 국가의 도움으로 해결해 가면 되겠지. 의료비가 낮다면 결국 그 피해는 국민이 보게 되지. 그러나 현재 낮은 의료비에 미래의 자기 생명 가치가 낮아지는 모습은 볼 수 없겠지. 의사의 권위를 낮추면 자기 생명의 가치가 낮아지고 이를 해결하기 위하여 나중에 부자는 외국으로 의사를 찾아가게 된다. 모든 의료 상품과 기술의 낙후와 더불어. 이것을 알아도 국민들은 이렇게 말할 수 있을 것이다. "의료가 아무리 흑자라도 의사나 병원은 자기 몫 챙기기에만 바쁠 걸. 맛을 봐야 해. 같이 망하지, 왜 의사에게만 좋은 일 시켜."

그럴지 몰라. 그러니 우리도 반성해야 한다. 우리가 내는 이득이 있으면 재투자와 생산적인 기술 연마와 연구에 몰두하여 선진국을 극복하기 위하여 발악을 해야 할지도 모른다.

조사하나마나 결론이 뻔하지. 그래도 조사가 필요하다. 어떤 생산품에 문제가 있다면 이것은 바로 소송 건으로 이어지기 때문이다. 생산물 책임 소송 Product liability sue이라고 한다. 제품 생산업체는 도산으로 연결될 수도 있는 상황을 최선을 다하여 방어한다.

그러면 생산업체가 불리하겠네. 글쎄. 이러한 소송으로 인하여 생산업체가 억울하게 피해를 보는 경우도 있지만, 이렇게 소비자가 문제가 있을 때 소송을 하므로 생산업체가 함부로 물건을 만들지 못하고 각종 실험을 해 가며 제품을 생산하고 생산품의 질을 높일 수 있다.

얼마 전에는 미국에서 그네에서 놀다가 다쳤는데 그네를 잘못 만들었고 위험에 대한 경고가 없었다고 소송을 제기하는 경우도 있었다. 소비자가 왕이라는 말을 실감하게 된다.

우리는 개인이 참는 것이 국가를 위한다고 생각하지만 그것은 장기적으로 경쟁에서 낙후하는 길이다.

미국은 법이 중요한 것 같다. 그래서 법에 대하여 자세히 알려고 하지만 아직 힘들다. 한국 법도 모르면서 미국 법을 알려는 것이 무리지. 책을 읽어도 머릿속에 남지를 않는다. 그래도 알기 위하여 노력해 왔다.

최근 우리나라도 구제역이 유행해서 한바탕 소란스러웠다는 것은 나도 알고 있다. 우리가 과거에 의식하지 않은 소 질환이 국가 경제에 미치는 영향은 대단할 것이다. 앞으로 무역 문제로 이러한 문제는 계속 확대되겠지. 그러므로 우리가 정신 차리지 않으면 축산 농가에 큰 손해가 갈 수 있다. 그건 수의사가 할 일이 아니지. 그러나 '인수전염병'이라고 알고 있다. 가축의 질병이 인간에게로 옮겨 올 수 있다. 더구나 동물은 환경오염의 피해가 먼저 발현하여 우리가 노력하면 인간에게 피해가 발현되기 전에 막을 수도 있다. 그리고 수의사와 같이 잘못된 바를 고쳐갈 수도 있다. 구제역이 유행할 때 황사가 원인일지도 모른다는 이야기를 봤다. 나도 잘 모르지만 구제역균은 바이러스로, 살아있는 세포 속에서만 사는데 어떻게 황사가 원인이 될 수 있을까? 더구나 황사가 원인이면 발생 지역이 어떻게 분포할까? 황사가 원인이면 정부는 하나도 잘못한 것이 없는 것으로 되니 그걸 원인이라고 하지 않았을까 하는 생각이 드는 거다. 나도 한심하지. 너무 정부를 불신하고 있다. 황사를 통해 왔다는데 누가 무어라 할까? 그렇지, 중국이 항의하겠지. 그런데 그때는 우리나라가 중국에 손해 청구를 하면 그들이 항의하겠지. 손해 청구를 할까. 국민에게는 황사가 원인이라고 해도 손해 청구는 안 할 것이다. 자신이 없으니까? 만일 원인을 제대로 밝히지 않으면 질병이 더 퍼지겠네? 그리고 손해를 입힌 국가가 밝혀지면 보상을 청구할 수도 있겠지. 만약 내년에 유행하면서 그때 황사현상이 같이 동반되면 황사가 원인이겠지만, 황사현상이 동반되지 않으면, 작년의 황사 또는 그때 균이 발생한 거겠지. 모두 살아갈 길이 있네. 그럼 당분간은 살아가게 되겠지. 그러나 어느 날 엄청난 일을 당하게 될지도 모른다.

그런데 그것은 확률의 문제이다. 우리는 그런 엄청난 일이 5% 정도 발생

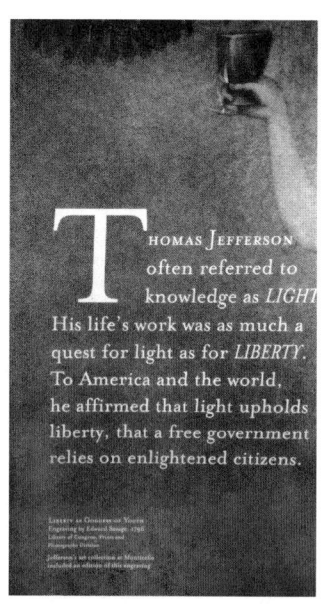

"깨어있는 시민이 자유로운 정부를 만든다" 제퍼슨 대통령 기념관에 새겨져 있는 문구이다.

할 수 있다면 우리가 노력하면 1%로 감소시킬 수 있다. 그런데 결과는 발생하거나 안 한 거지. 그래서 정부가 제대로 못해도 넘어갈 수 있다. 1%의 확률로 발생한 것인지, 5%의 확률로 발생한 것인지 아무도 모르거든.

그럼 학자가 문제를 지적할까? 아니, 학자는 먼저 문제를 지적하지 않고 눈치를 보다가 적당히 이기는 쪽에 가세할 것이다. 이기는 쪽이라니, 정부와 국민 중? 그럼 문제를 지적할 수 있는 것은 국민이란 이야기이다. 국민이 가장 중요하지. 그들은 경험으로 알고 있다. 자기들이 아는 바를 어떻게 하든지 현대과학으로 밝히기 위하여 노력하여야 한다. 우리는 폴리브롬화비닐의 예를 통해서 알잖아? 한 번의 예로. 앞으로 그런 예는 많이 있을 것이다. 그러한 노력을 포기하면 국민의 권리를 포기하는 것이며, 국민의 의무를 가질 수 없게 된다. 훌륭한 국민이 훌륭한 정부를 만드는 거다. 그런데 정부도 훌륭한 국민을 만들기 위하여 노력하여야 한다. 만일 국민의 경험을 국가와 학자가 무시한다면, 그럴 수 있을까? 그러나 대개 그렇다. 미국도 빈번히 국민의 경험을 무시했지만 국민의 노력이 계속되고 일부 학자가 소신을 말하면서 진행된 경우가 많다.

나도 처음에는 우리나라 국민은 자신들이 자신의 의무를 제대로 행하지 못하므로 권리를 행사할 이유도 없다고 생각하였다. 그러나 미국이 발전한 것은 똑똑한 국민이 있었기 때문이다. 그러므로 정부는 똑똑한 국민을 만들기 위하여 항상 노력하여야 한다는 거다. 이러한 사상은 이미 제퍼슨 대통령 아니, 그 이전부터 태동하고 있었던 것 같다.

약어 설명

미국 환경청(Environmental Protection Agency, EPA)

미국 국립암센터(National Cancer Institute, NCI)

미국 질병관리본부(Centers for Disease Control and Prevention, CDC)

미국 식품의약품안전국(Food and Drug Administration, FDA)

미국 국립보건원(National Institutes of Health, NIH)

미국 학술원(National Academy of Science, NAS)

미국 의학한림원(Institute of Medicine, IOM)

미국 산업안전보건연구원(National Institute for Occupational Safety and Health, NIOSH)

유리섬유 폐기물에서
조류인플루엔자까지

고잔동 사건을 파헤친 역학탐정 임현술 교수의 질병 원인 추적

초판 발행 | 2005년 12월 5일

지은이 | 임현술
펴낸이 | 김예옥
펴낸곳 | 도서출판 글을읽다

출판등록 | 2005년 11월 10일 제138-90-47183호
주소 | 경기도 의왕시 학의동 60번지
전화·팩스 | 031-426-2225

기획 | 김용환
편집디자인 | 손현주

값 12,000원
ISBN 89-957472-0-X

* 잘못된 책은 바꾸어 드립니다.